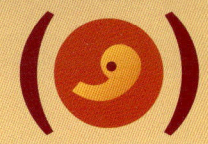

Hebammen in Hessen
Gestern und Heute

Vorwort

In den letzten Jahren ist das Thema „Hebammen" vermehrt in den Fokus der Öffentlichkeit gerückt. Nicht nur in Hessen, sondern bundesweit haben schwangere Frauen Probleme, eine Hebamme zu finden, die sie während der Schwangerschaft oder im Wochenbett betreut oder gar bei Hausgeburten. Viele freiberufliche Hebammen scheuen mittlerweile die Begleitung während einer Geburt, da sie die Haftpflichtversicherung kaum noch bezahlen können.

Auch immer mehr Geburtsstationen werden aus Kostengründen geschlossen, was vor allem auf dem Land zu erheblichen Belastungen für die Schwangeren und ihren Familien führt. Laut einem Gutachten, das das hessische Sozialministerium in Auftrag gegeben hat und das im August 2020 veröffentlicht worden ist, ist die Zahl der Krankenhäuser mit einer geburtshilflichen Abteilung in Hessen zwischen 2008 und 2018 von 67 auf 50 zurückgegangen.

Um auf diese Diskrepanzen hinzuweisen, aber auch die Geschichte eines der ältesten Frauenberufe zu erzählen und einem größeren Kreis bekanntzumachen, entstand 2021 auf Initiative der HLZ in Zusammenarbeit mit Prof. Dr. Marita Metz-Becker von der Philipps-Universität Marburg, dem Volksbund Deutsche Kriegsgräberfürsorge e.V. – LV Hessen, der Hochschule Fulda, dem Hessischen Hebammenverband sowie der Kommunalen Frauenbeauftragten der Landeshauptstadt Wiesbaden eine Wanderausstellung, die im Oktober 2021 erstmals in Stadtallendorf gezeigt worden ist – und seitdem hessenweit auf Reise geht.

Diese Begleitpublikation greift die Themen der Ausstellung auf und vertieft sie zum Teil.

Dr. Monika Hölscher
Referatsleiterin,
Hessische Landeszentrale
für politische Bildung

Inhaltsverzeichnis

Von der Antike bis zur Frühen Neuzeit

Von Dr. Marita Metz-Becker

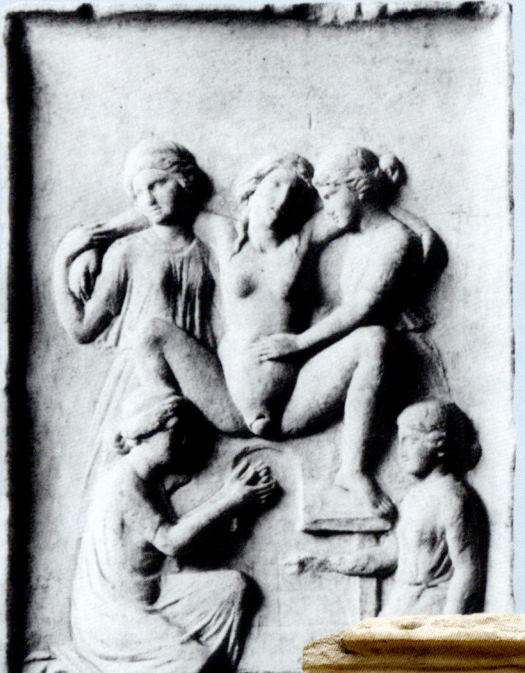

Sitzende Geburt mit Hebamme und Helferinnen, Marmorrelief, griechisch, ca. 400 v. Chr.

Geburtsszene mit zwei Geburtshelferinnen (400 v. Chr.–300 n. Chr.) Männer waren bei Geburten nicht anwesend, es sei denn, bei einer Mutter mit hohem Status war ein Arzt erforderlich. Marmortafel Ostia, Italien

Der Hebammenberuf –
so alt wie die Menschheit

Titelblatt des Hebammenlehrbuchs
des Johann van Hoorn
(Geburtshelfer und Wundarzt),
Würzburg 1758

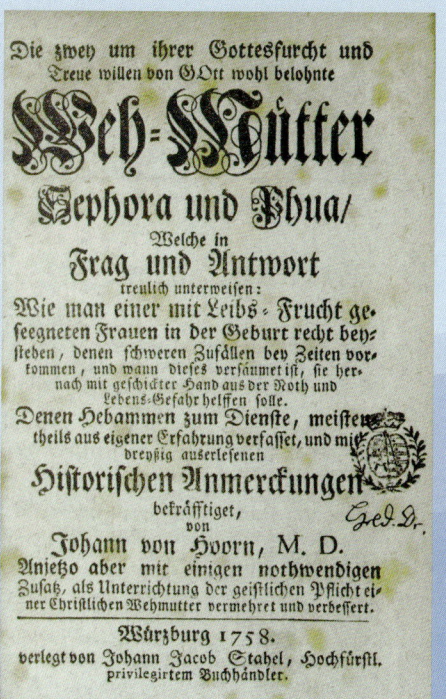

Die zwey um ihrer Gottesfurcht und
Treue willen von GOtt wohl belohnte

Weh=Mütter

Sephora und Phua/
Welche in
Frag und Antwort
treulich unterweisen:
Wie man einer mit Leibs=Frucht ge-
segneten Frauen in der Geburt recht bey-
sieben, denen schweren Zufällen bey Zeiten vor-
kommen, und wann dieses versäumet ist, sie her-
nach mit geschickter Hand aus der Noth und
Lebens=Gefahr helffen solle.
Denen Hebammen zum Dienste, meisten-
theils aus eigener Erfahrung verfasset, und mit
dreysig auserlesenen
Historischen Anmerckungen
bekräfftiget,
von
Johann von Hoorn, M.D.
Anjetzo aber mit einigen nothwendigen
Zusatz, als Unterrichtung der geistlichen Pflicht einer Christlichen Wehmutter vermehret und verbessert.
Würzburg 1758.
verlegt von Johann Jacob Stahel, Hochfürstl.
privilegirtem Buchhändler.

Die Hebamme ist seit der Antike belegt; bereits Sokrates (469–399 v. Chr.) berichtete von der Tätigkeit seiner Mutter als Hebamme. Im ausgehenden Mittelalter entwickelte sich der Brauch, bei einer Geburt eine Hebamme hinzuzuziehen, zu einem Recht, wie der Hebammeneid belegt. Hebammen standen nun im Dienst der Städte, wurden angehalten, Arm und Reich gleich sorgfältig zu behandeln und darauf zu achten, dass das Kind zur Taufe gelangte, wofür ihnen ein bestimmter Lohn garantiert wurde. Der älteste Diensteid dieser Art findet sich in Koblenz und geht auf das 14. Jahrhundert zurück. Die älteste Hebammenordnung datiert aus dem Jahr 1452 und stammt aus Regensburg.

Der Zugang zum Hebammenberuf wurde kontrolliert. Gefordert war eine unterschiedlich lange Lehrzeit bei einer erfahrenen Hebamme, abgelegte Prüfung vor einem Stadtpysikus, charakterliche Integrität, Gottesfurcht, gesunde Gliedmaßen und hierbei vor allem geschickte Hände. Die Herkunft der Hebamme sollte ehrlich sein, das heißt, sie musste von verheirateten Eltern abstammen, und der Vater musste einer Zunft angehören. Waren alle Kriterien erfüllt und die Frau zur Hebamme angenommen, hatte sie einen Eid zu leisten, der ausführlich ihre Berufspflichten festlegte. Dazu gehörte auch, dass bei Komplikationen ärztlicher Rat einzuholen war. Die berufsmäßige Hebamme gibt es in Deutschland seit dem Beginn des Mittelalters mit der Entstehung der ersten Städte. Ab dem 15. Jahrhundert wurde ihr Arbeitsgebiet in Hebammen- und Kirchenordnungen festgelegt und ihr Tätigkeitsbereich institutionalisiert. [1]

Von der „Hebammenkunst"

Die Kunstfertigkeit der Hebammen jener Zeit ist wissenschaftlich aufgearbeitet und überliefert. Nicht nur Louise Bourgeois (1564–1636) gelangte als Geburtshelferin Maria von Medicis zu großem Ansehen, sondern auch Hebammen, deren Namen wir heute nicht kennen, wurden ihres Könnens wegen geschätzt und von Fürstinnen zu Geburten gerufen, wie etwa von der Landgräfin von Hessen-Darmstadt, die bei ihren Entbindungen 1579, 1580 und 1583 jeweils eine Marburger Hebamme kommen ließ. Der älteste Nachweis eines von Hebammen ausgeführten Kaiserschnitts führt ebenfalls nach Marburg. In dem entsprechenden Dokument heißt es, dass eine hochschwangere Frau während einer Pilgerreise nach Marburg zum Grab der Heiligen Elisabeth plötzlich mit starken Wehen niederkam und eine Hebamme gesucht werden musste: „Der Mann fragte sofort umher, ob es in der Stadt Frauen gäbe, die in der Hebammenkunst erfahren wären. Nach langem Suchen fand er solche. Als sie aber zur Kreißenden kamen, sahen sie, dass diese im Sterben lag und dass sie ihr nicht mehr helfen konnten. Deshalb zogen sie sich zurück. Die Frau aber starb allein. Kaum jedoch erfuhren die Hebammen, dass

die Frau verstorben sei, so eilten sie herbei und erbaten bei dem Ehemanne die Erlaubnis, ihren Leib öffnen zu dürfen, um wenigstens das Kind zu retten." [2]

Waren es im Mittelalter noch ganz selbstverständlich die Hebammen, die bei toten Frauen den Kaiserschnitt ausführten, änderten sich ihre Aufgabenbereiche in der Folgezeit immer stärker. Ein Vergleich der Hebammenordnungen der Stadt Frankfurt zwischen 1573 und 1703 kommt zu dem Ergebnis, dass sich der Zuständigkeitsbereich des Arztes in diesem Zeitraum in dem Maß erweiterte wie die Reglementierungen der Tätigkeitsfelder für Hebammen zunahmen. Dieser Prozess der Verdrängung der Hebammen durch die Ärzteschaft nahm im 18./19. Jahrhundert einen breiten Raum ein.

Literatur:
[1] Vgl. Marita Metz-Becker, Der verwaltete Körper. Die Medikalisierung schwangerer Frauen in den Gebärhäusern des frühen 19. Jahrhunderts, Frankfurt/New York 1997, S. 25–55

[2] Elseluise Haberling, Beiträge zur Geschichte des Hebammenstandes, Berlin 1940, zit. n. Marita Metz-Becker, Der verwaltete Körper. Die Medikalisierung schwangerer Frauen in den Gebärhäusern des frühen 19. Jahrhunderts, Frankfurt a.M./ New York 1997, S. 30

Berühmte Hebammen in der Geschichte

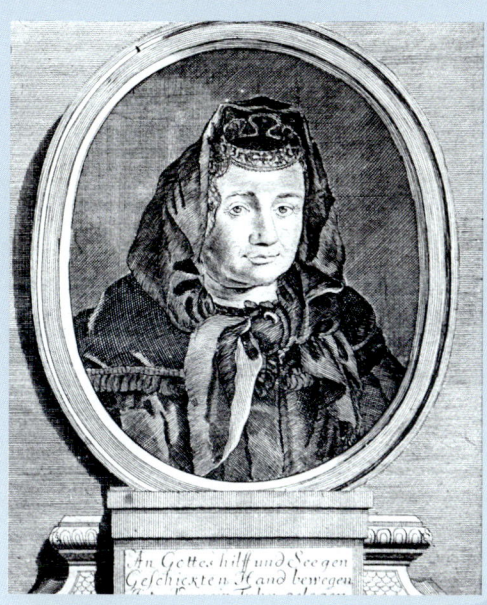
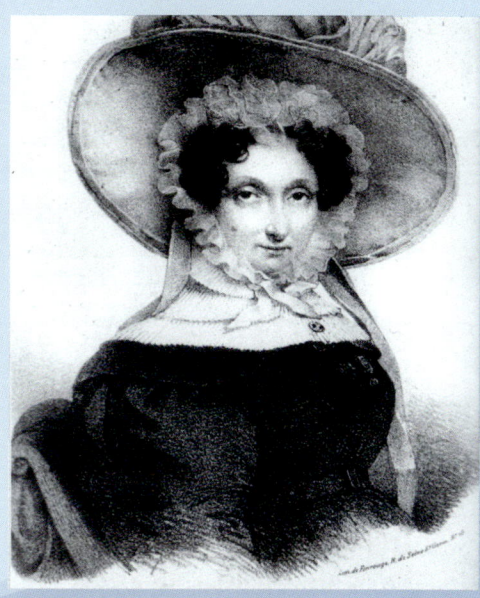
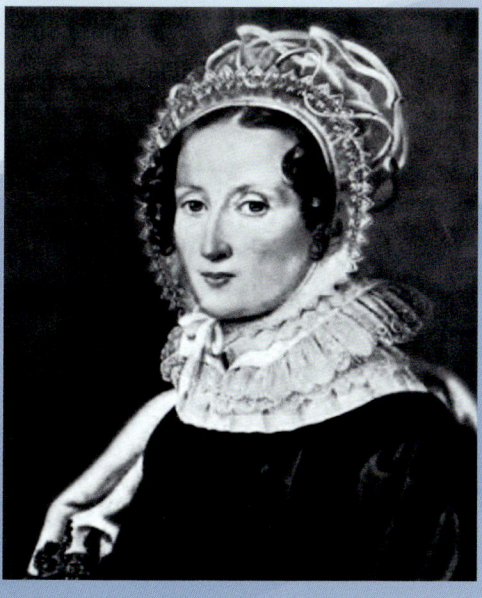
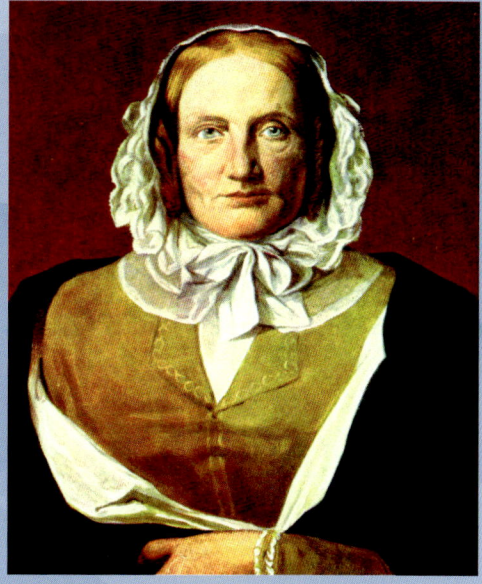

Obwohl die Ärzteschaft langfristig danach trachtete, in wissenschaftlicher Hinsicht für das Fach Geburtshilfe einen Alleinanspruch zu formulieren, kennt die Geschichte zahlreiche Hebammen, die hier ebenfalls ambitioniert waren und wissenschaftliche Abhandlungen und geburtshilfliche Lehrbücher herausgaben. Allen voran die berühmte **Justine Siegemund** (1636–

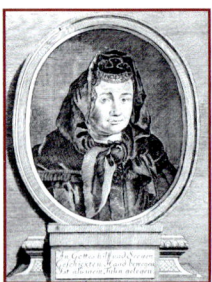

1705), die sich autodidaktisch von der Dorfhebamme bis zur Hebamme am brandenburgischen Hof hocharbeitete und das erste deutsche Lehrbuch für Hebammen verfasste, unter dem Titel: „Die Chur-Brandenburgische Hoff-Wehe-Mutter, das ist: ein höchst nöthiger Unterricht von schweren und unrecht stehenden Geburten, in einem Gespräch vorgestellt (Coelln a.d. Spree 1690, 4°; Berlin 1708; Leipzig 1715, 1724)".

Darüber hinaus ging ihr „gedoppelter Handgriff" in die Medizingeschichte ein, mit dem sie eine geburtsunmögliche Lage des Kindes in eine normale Lage verändern konnte.

Vom akademischen Studium an Universitäten ausgeschlossen, basierten die Erkenntnisse der Hebammen auf Beobachtungen aus der Praxis und den daraus resultierenden Erfahrungen. Vor diesem Hintergrund machte sich auch **Marie Louise**

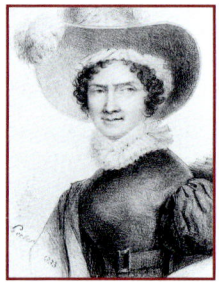

Lachapelle (1769–1821) einen Namen, die als Vorsteherin der Pariser Maternité, einem der bedeutendsten Entbindungsinstitute Europas, auf der Basis von 40.000

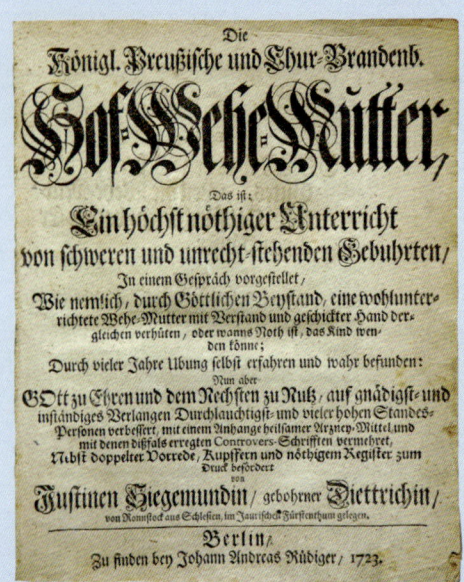

Geburten (!) ihr berühmtes dreibändiges Hauptwerk „Pratique des accouchemens ou mémoires et observations choisies sur les points les plus importants de l'art", verfasste, das von 1821 und 1825 erschien.

Ihre Schülerin, **Marie Anne Victorine Boivin-Gillain** (1773–1841), erhielt wegen ihres bedeutenden geburtshilflichen Lehr-

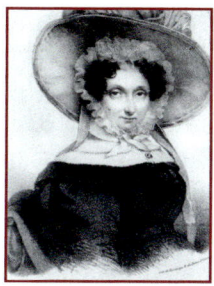

buches 1828 den Ehrendoktortitel der Universität Marburg. Boivin war die erste Frau, die in der Geschichte der Medizinischen Fakultät der Philipps-Universität mit einem Doktortitel ausgezeichnet wurde. Sie war Ehrenmitglied der Königlichen Gesellschaft der medizinischen Wissenschaften in Bordeaux, erhielt die preußische goldene Ver-

dienstmedaille und einen Ruf von der russischen Zarin nach Petersburg, den sie jedoch ablehnte. Sie entwickelte das damals beste Spekulum, mit einer schmerzlindernden Vorrichtung bei der Einführung in die Vagina, und ein Intrapelvimeter zur inneren Messung des weiblichen Beckens.

Portrait of Justine Siegemund by Georg Paul Busch. 1690–1756 (circa). © British Museum, wikipedia, gemeinfrei (Seite 7 und 8)

Portrait Marie-Louise Lachapelle (1769–1821), um 1814, wikipedia, gemeinfrei (Seite 8)

Portrait Anne Victorine Boivin-Gillain, in: Walther Schönfeld, Frauen in der abendländischen Heilkunde von klassischen Altertum bis zum Ausgang des 19. Jahrhunderts, Stuttgart 1948, Tafel IV. (Seite 7 und 8)

Portraits Regina Josepha von Siebold und Charlotte Heiland- von Siebold. Abdruck mit freundlicher Genehmigung der Siebold-Wissenschaftsstiftung, 97084 Wuerzburg (Seite 7 und 9)

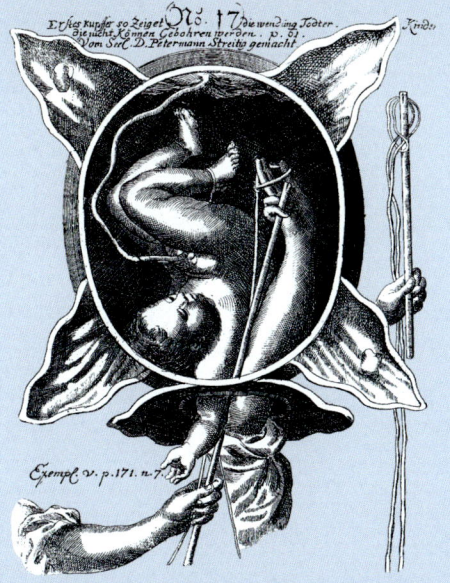

Doppelter Handgriff
Die Abbildung entstammt ihrem berühmten Lehrbuch, in dem Justine Siegemund unter anderem das Drehen des ungeborenen Kindes in der Gebärmutter beschreibt. Sie gilt als Erfinderin dieses Wendehandgriffs – der „gedoppelte Handgriff der Siegemundin" ist bis heute ein nach ihr benannter Begriff. Siegemunds Werk war ein großer Erfolg beschert. Es zählt zu den bedeutendsten im 17. Jahrhundert auf Deutsch abgefassten geburtshilflichen Werken. Bereits ein Jahr nach der Erstauflage wurde eine niederländische Auflage gedruckt. Im deutschen Sprachraum erschienen weitere Ausgaben 1708, 1715, 1723, 1724, 1741, 1752 und 1756.

Zur Ehrendoktorin der Universität Gießen wurde die Hebamme **Regina Josepha** 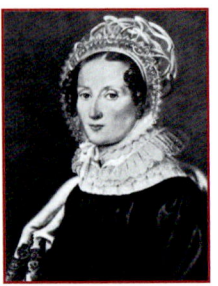 **von Siebold** (1771–1849) im Jahr 1815 ernannt. Mit dem am 06.09.1815 verliehenen Doktordiplom war sie die zweite deutsche Frau (nach Dorothea Erxleben in Halle), die einen medizinischen Doktortitel führte.

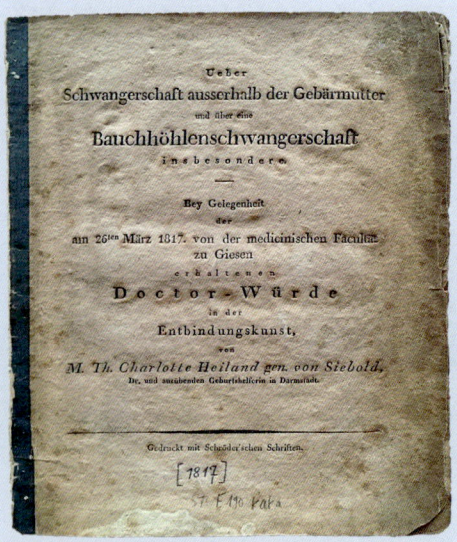

Ihre Tochter aus erster Ehe, **Charlotte Heiland-von Siebold** (1788–1859), schlug ebenfalls die wissenschaftliche Laufbahn ein. Sowohl von der Mutter wie vom Stief- 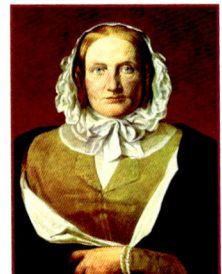 vater, einem Geburtshelfer, gründlich vorbereitet, nahm sie noch privaten Unterricht an der Universität Göttingen. 1814 legte sie die Prüfung zur Ausübung der Geburtshilfe in Darmstadt ab. Anders als die Mutter unterzog sie sich einer ordnungsgemäßen und nach den Regeln der Medizinischen Fakultät verlaufenden Promotionsprüfung, d. h. einer öffentlichen Disputation. Dieser ungewöhnliche Vorgang erregte eine heftige Debatte innerhalb der Gießener Professorenschaft, die „eine öffentliche Disputation wegen der Materie für ein Frauenzimmer contra decorum" [1] (= unschicklich) hielt. Die Medizinerin Charlotte von Siebold aus der Würzburger Ärztedynastie gilt als die erste promovierte Frauenärztin Deutschlands.

Literatur:
[1] Specht, S./Stößer, A./Teschner, B.: Bedeutende Hebammen in der Geschichte, in: Marita Metz-Becker (Hrsg.), Hebammenkunst gestern und heute. Zur Kultur des Gebärens durch drei Jahrhunderte, Marburg 1999, S. 19

19. Jahrhundert – Abwertung

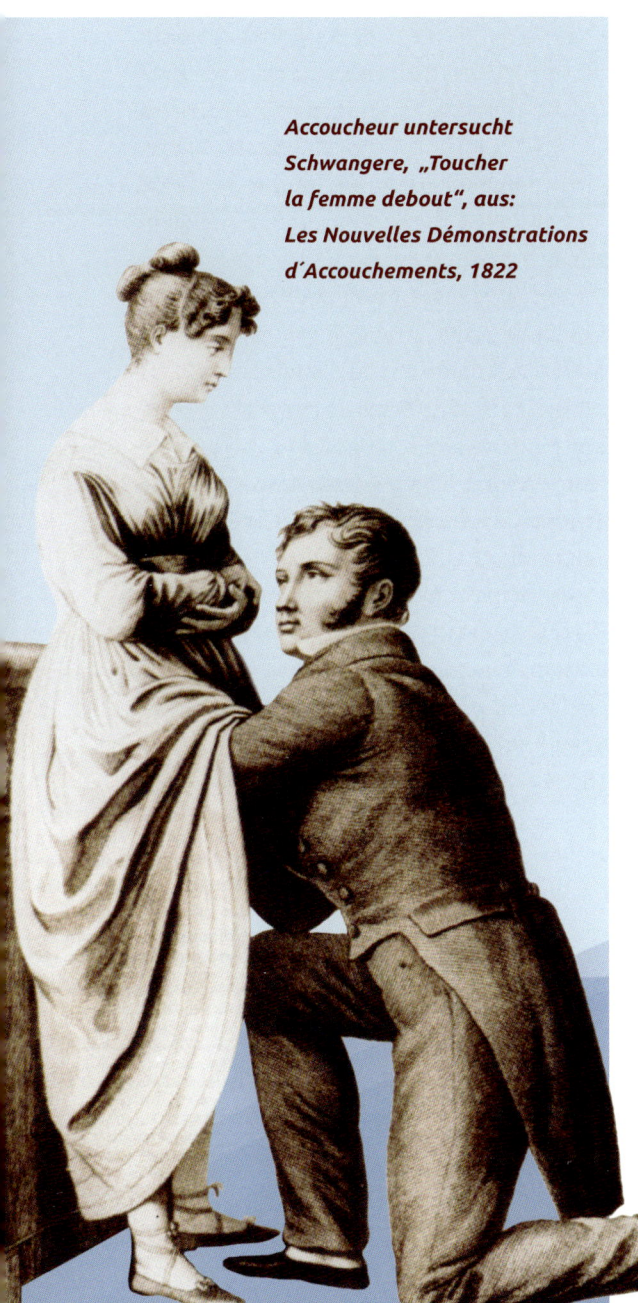

Accoucheur untersucht Schwangere, „Toucher la femme debout", aus: Les Nouvelles Démonstrations d'Accouchements, 1822

Um die Wende vom 18. zum 19. Jahrhundert vollzog sich eine „kopernikanische Wende" [1] in der Geschichte der Geburtshilfe. Im Kontext der Aufklärung gerieten die Hebammen in eine zunehmend größer werdende Abhängigkeit von der Ärzteschaft, die in sogenannten Accouchierinstituten die wissenschaftliche Vertiefung des Fachs Geburtshilfe anstrebte. Die Ärzte sahen sich als Vertreter einer „höheren Entbindungskunst" [2], die sie im Einsatz medizinischer Instrumente und der Durchführung geburtshilflicher Operationen sahen. Mit ihrem empirischen Expertenwissen konnten sie sich als überlegene Autoritäten etablieren. Die traditionelle Hebammentätigkeit dagegen verunglimpften sie als „Pfuscherei" und jede in der Hausgeburtshilfe tätige Hebamme war nun angehalten, ihre Kompetenzen nicht zu überschreiten und bei Unregelmäßigkeiten im Geburtsverlauf unverzüglich den Accoucheur hinzuzuziehen.

Das Marburger Accouchierhaus

In Marburg entstand 1792 eines der ersten europäischen Gebärhäuser, die in Anlehnung an ihre französischen Vorgängerinstitutionen Accouchierhäuser genannt wurden. Unter der Leitung Georg Wilhelm Steins d. Ä. (1737–1803) wurden hier ledige Frauen entbunden, die gesetzlich dazu verpflichtet waren, zur Entbindung eine Gebäranstalt aufzusuchen. Mit ihrer Aufnahme

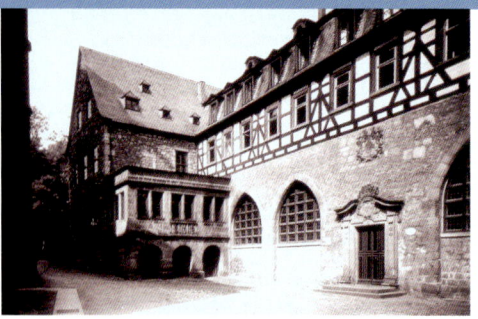

Marburger Accouchieranstalt im 19. Jahrhundert (heute Geographisches Institut der Philipps-Universität); im Dachgeschoss wohnten die Hebammen während der sechsmonatigen Ausbildungszeit, © Privatbesitz

verpflichteten sich die unentgeltlich verpflegten Frauen, für die Untersuchungsübungen der Medizinstudenten und Hebammenschülerinnen zur Verfügung zu stehen und ihr Kind unter deren aktiver Teilnahme zur Welt zu bringen; im Falle des Todes sich oder das Kind gar der Anatomie zur Verfügung zu stellen. Einspruchsmöglichkeiten gegen therapeutische Eingriffe und instrumentale Operationen waren unmöglich. Dass die Anstaltsärzte diesen Spielraum häufig zu Eingriffen nutzten, die vornehmlich Unterrichtszwecken dienten, zeigt die unverhältnismäßig hohe Operationsfrequenz in den Gebärhäusern.

Starb eine Frau oder ein Säugling unter der Geburt, war nach einer hessischen Verordnung aus dem Jahr 1801 der „Leichnam in Gegenwart aller Lernenden [zu] öffnen und [zu] zergliedern, demnächst aber beerdigen [zu] laßen"[3]. Die Gebärhäuser unterhielten eigene Sezierräume für ihre Untersuchungen, die sie in die Lage versetzten, umfangreiche anatomische Lehrsammlungen anzulegen, mit denen sich die Instituts-

direktoren einen oft zweifelhaften Ruhm erwarben. In der europaweit berühmten „Marburger Beckensammlung" soll sich u. a. das Becken der ersten Institutshebamme, „der Nellin", befunden haben [4].

Sichere Hausgeburten

Die Institutionalisierung der öffentlichen Gebärhäuser bedeutete andererseits aber nicht, dass die Hebammen das Feld den Ärzten überlassen hätten, ganz im Gegenteil. Der Großteil aller Geburten fand nach wie vor zu Hause unter dem Beistand einer Hebamme statt. Eine verheiratete Frau hätte im 19. Jahrhundert niemals ein Gebärhaus aufgesucht, da hier nur ledige Schwangere, sog. „liederliche Dirnen" [5] entbunden wurden, die keinen anderen Ort für Ihre Niederkunft hatten. Die Accouchieranstalt genoss keinen guten Ruf in der Bevölkerung, so dass man sie freiwillig nicht aufsuchte. Noch das ganze 19. Jahrhundert hindurch war die Hausgeburt die Norm und die Hebammen wurden nicht für eine Tätigkeit in der Klinik, sondern für ihre Arbeit als Hausgeburtshebammen ausgebildet. Dabei stand die Kompetenz der Hebammen außer Frage und es gehört „zu den von der herkömmlichen Medizingeschichte kaum beachteten Paradoxien", wie der Historiker Jürgen Schlumbohm ausführt, „dass die Leiter der großen Entbindungshospitäler als die maßgeblichen Autoritäten der Geburtshilfe anerkannt wurden, obwohl in ihren Anstalten bis in die 1880er Jahre die Müttersterblichkeit wesentlich höher war als bei der Masse der von Hebammen betreuten Hausgeburten" [6]

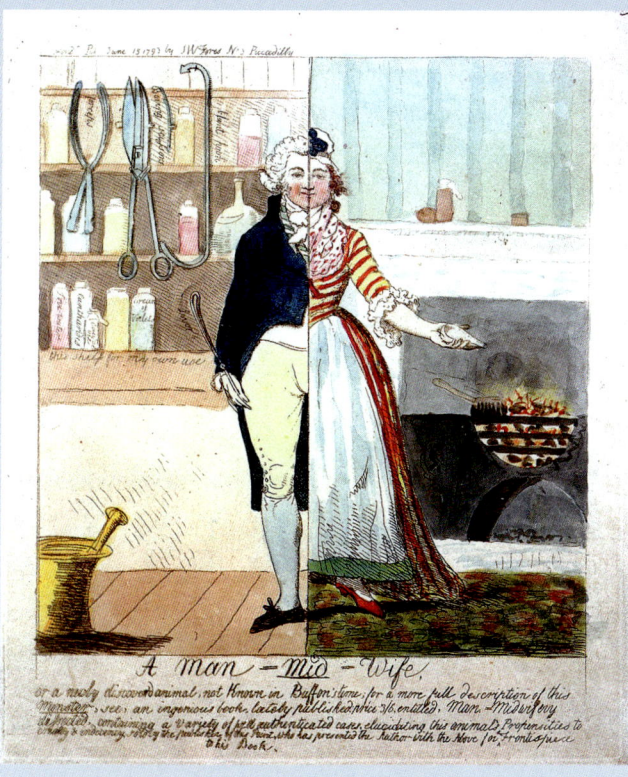

Karikatur: Man-midwife, die männliche Hebamme, mit der Bildunterschrift: „Ein neu entdecktes, zu Buffons Zeiten noch unbekanntes Tier". Hinter dem Mann sind seine chirurgischen Instrumente dargestellt: Zange, Bohrschere und ein runder Haken; in der Hand hält er den Hebel. Auf dem unteren Bord des Gestells, beschriftet „zum eigenen Gebrauch", stehen die Gefäße mit Aphrodisiaka, sein „Liebeswasser (love water), Spanische Fliegen (oder Kantharidin) und Veilchencreme". Die Hebamme dagegen steht in einer Küche und lässt Wasser heiß werden. Titelkupfer in (S.W. Fores), Man-Midwifery Dissected, London 1793

Literatur:

[1] Akademische Geburtshilfe und ihre Folgen am Beispiel des Marburger Accouchierinstituts, in: Soziologie der Geburt. Diskurse, Praktiken und Perspektiven, hrsg. v. Paula-Irene Villa et al., Frankfurt/New York 2011, S. 227–238, hier: S. 228

[2] Christine Loytved, Hebammen und ihre Lehrer. Wendepunkte in Ausbildung und Amt Lübecker Hebammen (1730–1850), Osnabrück 2002, S. 175

[3] HSTAM 305a: Nr. 4

[4] vgl. Marita Metz-Becker, Der verwaltete Körper. Die Medikalisierung schwangerer Frauen in den Gebärhäusern des frühen 19. Jahrhunderts, Frankfurt/New York 1997, S. 61–62

[5] ebd., S. 310

[6] Jürgen Schlumbohm et al. (Hrsg.), Rituale der Geburt. Eine Kulturgeschichte, München 1998, S. 22

Hebammen im Nationalsozialismus

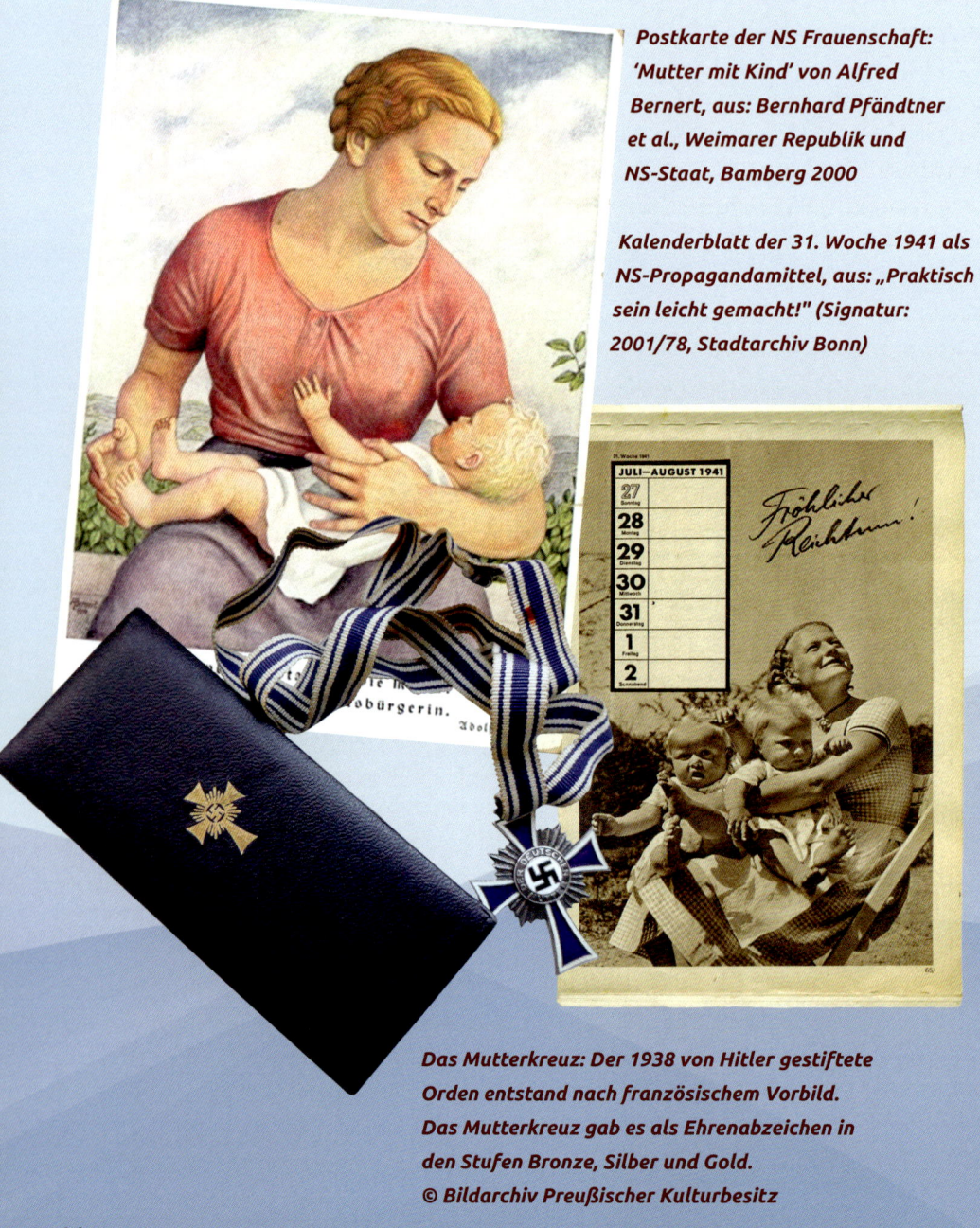

Postkarte der NS Frauenschaft: 'Mutter mit Kind' von Alfred Bernert, aus: Bernhard Pfändtner et al., Weimarer Republik und NS-Staat, Bamberg 2000

Kalenderblatt der 31. Woche 1941 als NS-Propagandamittel, aus: „Praktisch sein leicht gemacht!" (Signatur: 2001/78, Stadtarchiv Bonn)

Das Mutterkreuz: Der 1938 von Hitler gestiftete Orden entstand nach französischem Vorbild. Das Mutterkreuz gab es als Ehrenabzeichen in den Stufen Bronze, Silber und Gold.
© Bildarchiv Preußischer Kulturbesitz

Im Jahr 1922 wurde das erste Hebammengesetz vom Preußischen Ministerium für Volkswohlfahrt erlassen. In § 1 wird jeder Frau in Preußen Hebammenhilfe zugestanden. "Diese erstreckt sich auf die Beratung und Hilfe in der Schwangerschaft, Hilfe bei Störungen in der Schwangerschaft, Hilfe bei der Geburt, Versorgung der Wöchnerinnen im Wochenbett und der Neugeborenen sowie auf Beratung über die Pflege und das Stillen der Kinder". Auch die Altersversorgung der Hebammen (§ 18) wurde erstmals geregelt und eine Gebührenordnung (§§ 15–17) festgeschrieben. Eine Entbindung inklusive zehn Tage Nachsorge wurde in den 1920er Jahren mit ca. 25 bis 30 Mark honoriert, was selbst in der damaligen Zeit nicht viel Geld war [1].

Zu dieser nicht gerade fürstlichen Ausstattung kamen nun auch noch Konkurrenzängste: Während zu Beginn des 20. Jahrhunderts nur ein Prozent aller Frauen zur Geburt in eine Klinik ging, veränderte sich dies mit dem Ende des Ersten Weltkrieges, was Folgen für die Hebammen in der freien Praxis haben sollte. Die steigende Zahl der Anstaltsgeburten drohte für die städtischen Hebammen zu einer ernstlichen Konkurrenz zu werden. Ende der 1920er Jahre wurden schon ca. 15% der Kinder in einer Klinik geboren, wobei sich dieser Trend jedoch hauptsächlich nur in den Großstädten abzeichnete.

Mit dem Machtantritt der Nationalsozialisten veränderte sich die Situation eklatant. Das öffentliche Gesundheitswesen wurde in

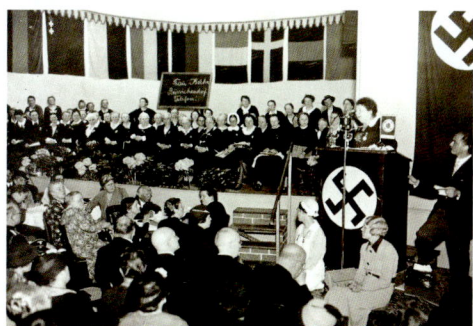

Reichshebammenführerin Nanna Conti spricht auf dem internationalen Hebammenkongress im Juni 1936 in Berlin. © TAM Archiv Schweden

die Politik des Regimes integriert und das gesteigerte nationalsozialistische Interesse am Hebammenberuf spiegelte sich unmittelbar in dem 1938 verabschiedeten Reichshebammengesetz wider. Insgesamt wertete das Gesetz den Berufsstand auf und es verschaffte auch der Hausgeburt neue Geltung.

Die Hausgeburtshilfe unter der Leitung einer Hebamme zu stärken, war ein wichtiges Ziel angesichts der sich nach dem ersten Weltkrieg ankündigenden Tendenz zur Klinikgeburt. Hebammen konnten sich mit einem Mindesteinkommen frei niederlassen und waren gegen Berufsunfähigkeit versichert. Erstmals wurde die Hinzuziehungspflicht der Hebamme für den Arzt gesetzlich verankert, ein weiterer Prestigegewinn für den bis dahin nicht gerade mit staatlicher Anerkennung verwöhnten Berufsstand. Ihre Aus- und Weiterbildung war fortan ebenso kostenlos wie die Ausstattung mit Arbeitsgerätschaften. Die Lehrzeit wurde auf 18 Monate festgelegt und alle drei Jahre eine Nachprüfung angeordnet. Vor dem Hin-

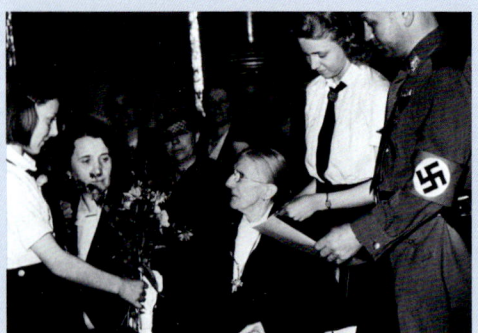

*Mutterkreuz-Verleihung, Muttertag
1942 in Berlin, © Bildarchiv preußischer
Kulturbesitz*

tergrund des nationalsozialistischen Mut-
terkults gab es weitere Aufgaben für die
Hebammen, wie ihre Einbindung in die
Schwangeren-, Säuglings- und Mütterfürsorge.

Den beachtlichen Prestigezuwachs, den
der Hebammenberuf zur Zeit des Nationalsozialismus erfuhr, analysiert Wiebke Lisner in ihrer Untersuchung wie folgt: "Hitler
erklärte das Geburtsbett zum Schlachtfeld
der Frau, wodurch er Geburten und Mütter
mit den heroisierten Schlachten der Solda-
ten gleichsetzte. In diesem Bild bleibend,
erhielt die Hebamme nun den Status eines
Offiziers, dessen Aufgabe es war, die 'Ge-
burtsschlacht' zu leiten und den 'Soldat Gebärende' zu befehligen. Die Vorstellung,
'Mutter der Mütter' und 'Offizier im Ge-
burtskrieg' zu sein, wertete Hebammen
analog zur Mutterschaft ideell auf, sie ge-
wannen an sozialem Prestige"[2]. Ein weiterer tiefer politischer Einschnitt war die Auf-
lösung aller bestehenden Hebammenverei-

nigungen zugunsten des Zusammenschlus-
ses in der Reichshebammenschaft im Jahr
1939 unter der Vorsitzenden Nanna Conti.
Der Zwangsverband instrumentalisierte die
Hebammen sowohl für die Zwecke der nationalsozialistischen Rassenideologie als
auch die der nationalsozialistischen Gebur-
tenpolitik, die die Förderung „erbgesun-
den" und „arischen" Nachwuchses vorsah,
wobei als „erbkrank" und „nicht-arisch" de-
finierte Menschen von Sterilisation und
Verfolgung bedroht waren. Die neuen
Machthaber sahen die Hebamme als bevöl-
kerungspolitische Propagandistin und verpflichteten sie, erbkranke Frauen und be-
hinderte Neugeborene dem Amtsarzt zu
melden. Damit hatte der Berufsstand ein
ambivalentes Doppelmandat: Die Hebammen waren sowohl Vertraute der Frauen als
auch Vertraute des Staates und zählten damit zu den „Akteurinnen bei der Umsetzung der Bevölkerungspolitik" [3].

Literatur:
[1] Krohne, Otto: Das preußische Hebammengesetz vom 20. Juli 1922, Osterwieck
am Harz 1923
[2] Wiebke Lisner, „Hüterinnen der Nation".
Hebammen im Nationalsozialismus, Frank-
furt/Main 2006, S. 224
[3] ebd., S. 328

Hebammen im 20./21. Jahrhundert

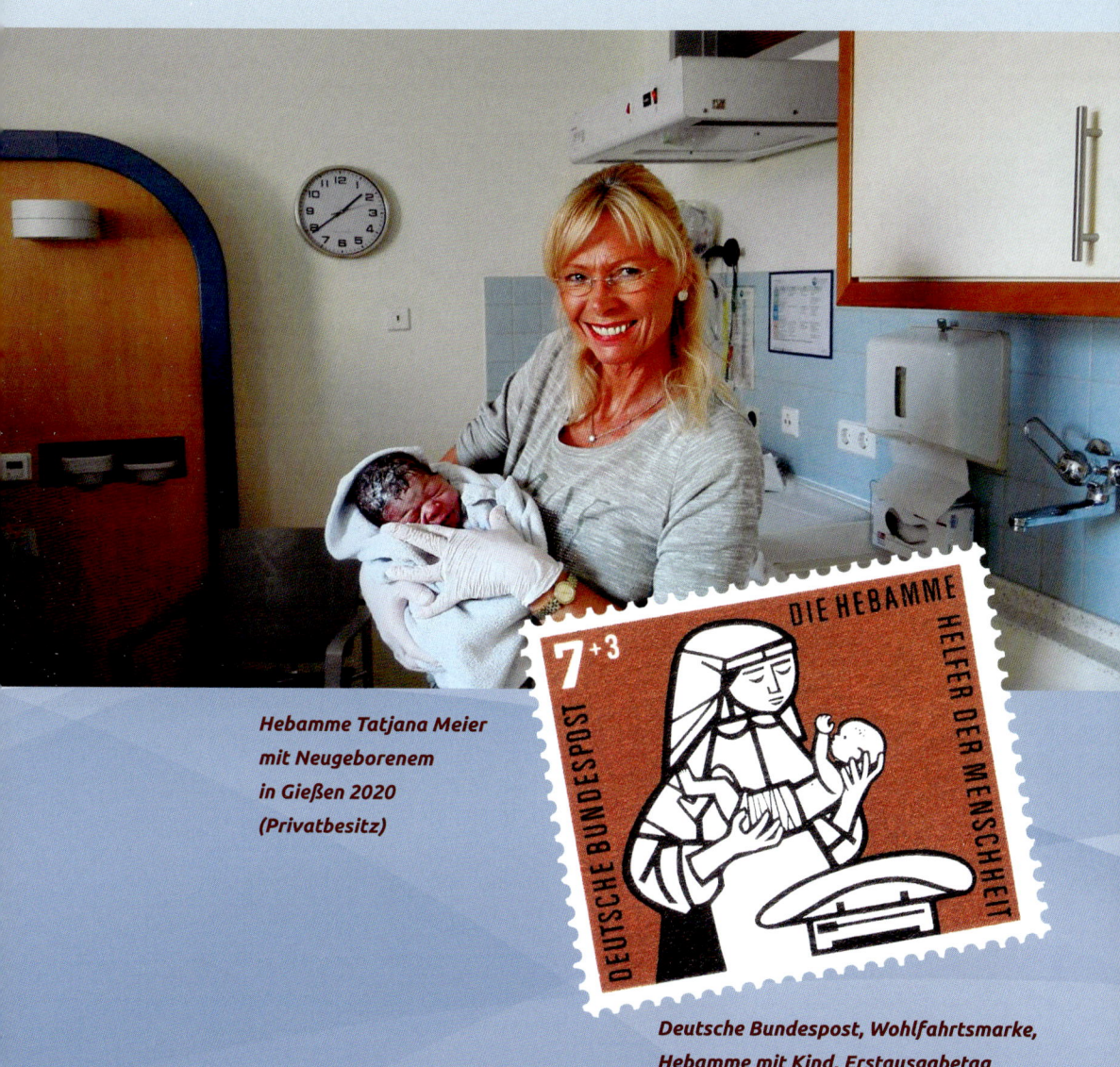

*Hebamme Tatjana Meier
mit Neugeborenem
in Gießen 2020
(Privatbesitz)*

*Deutsche Bundespost, Wohlfahrtsmarke,
Hebamme mit Kind, Erstausgabetag
1.10.1956 (Privatbesitz)*

Der Beruf der Hebamme berührt uns auf besondere Weise. In den letzten Jahren überschlugen sich geradezu die Nachrichten zum Hebammenberuf. Von extrem hohen Versicherungskosten ist die Rede, vom Aufgeben vieler Hebammen, für die sich infolgedessen die Freiberuflichkeit nicht mehr rechnet; gleichzeitig geht die Nachfrage an den Hebammenschulen zurück, der Beruf verliert an Image und Attraktivität, Frauen finden keine Vor- und Nachsorgehebammen mehr und die wenigen, die ihre Leistungen noch anbieten, sind rettungslos überlaufen. Es trifft große Ballungszentren, wie das Rhein-Main-Gebiet, aber auch das sog. flache Land, wo es noch schlimmer aussieht. Längst sind wohnortnahe Entbindungseinrichtungen dem Rotstift zum Opfer gefallen, kleinere Kreiskrankenhäuser schließen ihre Pforten und Geburten finden zunehmend in Kliniken der Maximalversorgung statt.

Parallel dazu steigen die medizinischen Interventionen, allen voran die Kaiserschnittraten, die mancherorts die 50% Marke überschritten haben und im bundesdeutschen Durchschnitt mittlerweile bei 32% liegen. Diese Entwicklung stößt nicht nur auf die Kritik der Hebammen und der WHO, die allenfalls eine Sectiorate von 10–15% für indiziert hält, sondern auch auf die der Bevölkerung, die mittlerweile demonstrierend auf die Straße geht und eine Petition mit über 200.000 Unterschriften an den Deutschen Bundestag gerichtet hat, um dem Missstand der mangelhaften Hebammenversorgung abzuhelfen. Vor diesem Hintergrund sahen die Hebammen sich im Jahr 2015 veranlasst, ihr Wissen als immaterielles Weltkulturerbe von der UNESCO schützen zu lassen.

Der Hebammenberuf hat sich vor allem in den letzten Jahrzehnten, insbesondere seit den 1960er Jahren, als die Geburten in

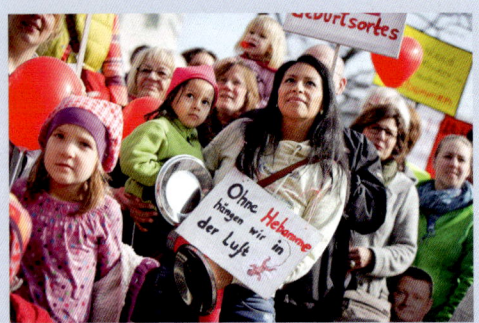

Hebammen- und Elternproteste in Frankfurt, 2014, © op-online.de

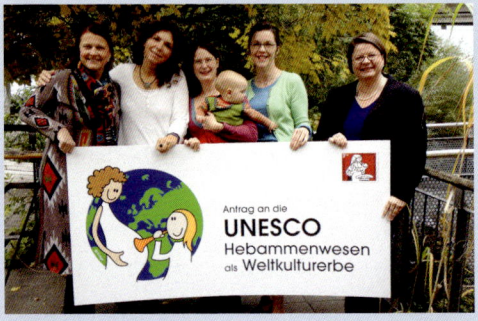

Präsidiumsmitglied Susanne Steppat (rechts) und weitere Initiatorinnen beantragen bei der Deutschen UNESCO-Kommission die Aufnahme des Hebammenwesens ins Weltkulturerbe. © Deutscher Hebammenverband Pressestelle

die Klinik verlegt wurden, radikal verändert.

Alte Landhebammen erinnern sich noch gut an diese Entwicklung, mussten sie doch befürchten, von heute auf morgen arbeitslos zu werden. Die Krankenkassen übernahmen Ende der 1960er Jahre die Kosten für eine Klinikentbindung, ganz im Gegensatz zu der bisherigen Praxis, die vorsah, dass geburtsärztliche Leistungen nur bei einer medizinischen Indikation abgerufen werden konnten. Waren die Kinder bis dahin noch zu Hause unter dem Beistand einer Hebamme zur Welt gekommen, mussten sich die Hebammen nun in Kliniken anstellen lassen, wo sie sich einem für sie völlig neuen Arbeitsfeld gegenüber sahen. Viele gingen diesen Schritt nicht mit und fanden sich mit der geringeren Nachfrage nach ausserklinischen Geburten ab, andere arbeiteten fortan in abhängiger Stellung in der Klinik und wieder andere gaben ihren Beruf ganz auf.

Die Veränderungen des Hebammenberufes bis in unsere Zeit sind in einem Forschungsprojekt erarbeitet worden, das mit der „Oral-History-Methode" drei Hebammengenerationen interviewt und zu ihrem Berufsalltag befragt hat.

Die Ergebnisse der von der Gerda Henkel Stiftung geförderten Studie liegen nun vor und zeigen neben dem Hebammenalltag auch die Veränderungen der Gebärkultur in den letzten sechzig Jahren auf.[1]

Es ist erstaunlich, wie es in so kurzer Zeit, endgültig erst in der Nachkriegszeit, dazu kommen konnte, dass der rituelle Vorgang der Geburt, der als Interaktion unter Frauen – der Gebärenden und der Hebamme –

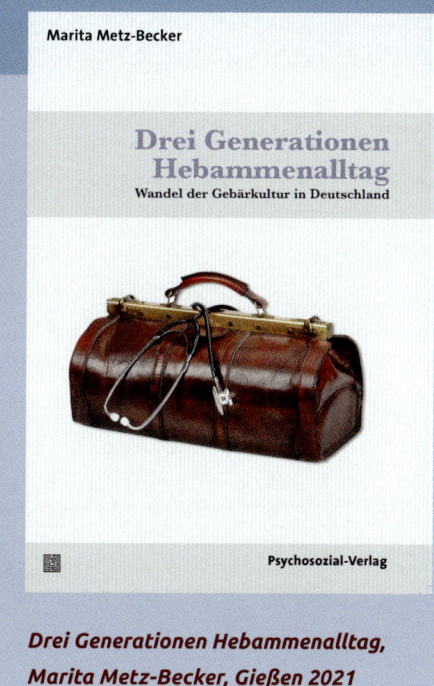

Drei Generationen Hebammenalltag, Marita Metz-Becker, Gießen 2021

verstanden wurde, sich vollständig dem radikalen Monopol der Medizin unterordnete, um als „Resultat ihrer professionellen Leistung definiert"[2] zu werden. Die traditionelle oder natürliche Geburt wurde zugunsten einer Vielzahl von medizinisch-technischen Interventionen weitgehend aufgegeben. Gegenwärtig bekommen weniger als zwei Prozent der Frauen ihr Kind in einer außerklinischen Einrichtung; die allermeisten gehen zur Geburt in eine Klinik.

Literatur:

[1] Marita Metz-Becker, Drei Generationen Hebammenalltag. Wandel der Gebärkultur in Deutschland, Gießen 2021

[2] Barbara Duden, Die Ungeborenen. Vom Untergang der Geburt im späten 20. Jahrhundert in: Rituale der Geburt, hrsg. v. J. Schlumbohm et al., München 1998, S. 149–168, hier: S. 153

Religiöse Gebote rund um die Geburt

Von Moranne Caplunik

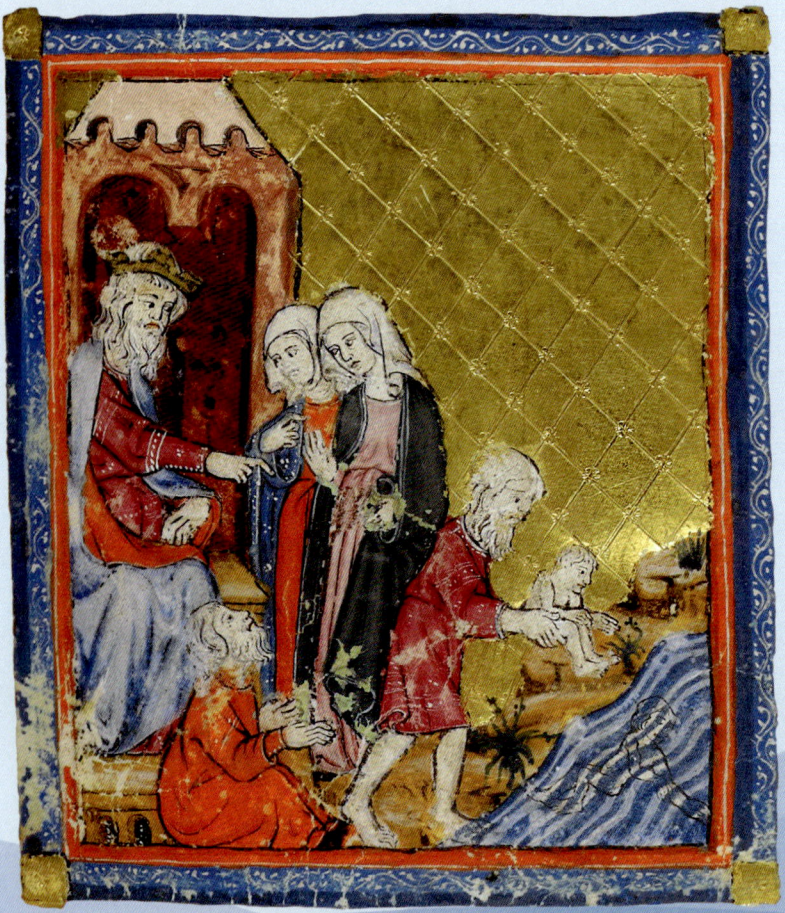

Die beiden hebräischen Hebammen Schifra und Pua widersetzen sich dem Befehl des Pharaos, neugeborene Söhne der Israelitinnen zu ermorden (Buch Exodus 1,15f). Damit folgen die gottesfürchtigen Hebammen dem Gesetz der Seelenrettung (Pikuach Nefesch).
Abbildung aus der Goldenen Haggada, einer sephardischen hebräischen Handschrift aus der Region Katalonien aus den Jahren um 1320-30. Sie wurde im 17. Jahrhundert um zusätzliche Blätter ergänzt, die im Stil der italienischen Renaissance verziert sind.
Bild: Wikimedia Commons, Illustrator of the Golden Haggadah, Catalonia - British Library, Public Domain

Im Judentum geniesst der Beruf der Hebamme großes Ansehen. Er ist sogar wiederholt in der Tora erwähnt. So spricht zum Beispiel im Buch Exodus 1,15-21 der König von Ägypten zu den beiden Hebammen Schifra und Pua.

Das Handeln der Hebamme wird durch religiöse Gebote beeinflusst, da sich im Judentum Besonderheiten im Glauben sowie der Umsetzung verschiedener Handlungen finden, die Einfluss auf die Geburt nehmen.

Seelenrettung – Pikuach Nefesch

Sowohl physische als auch psychische Aspekte der Geburt finden bereits in der Tora („Pentateuch") Erwähnung, zum Beispiel im Buch Genesis 35,17: „Als sie bei der Geburt schwer litt, redete ihr die Amme zu: Fürchte dich nicht, auch diesmal hast du einen Sohn."

Durch die Halacha („Religionsgesetz") werden normative Gebote der jüdischen Gesetzgebung definiert, welche auch im Zusammenhang mit der Geburt von grosser Bedeutung sind. Diese Gesetze gelten sowohl zwischen dem einzelnen Menschen und Gott, als auch für die Menschen unter einander. Das heisst, sie erläutern nicht nur religiöse Normen, sondern legen auch die alltägliche Rechtsprechung fest, welche wiederum verfassungsmässige Vorschriften mit gerichtlichen Sanktionen von Moral und Ethik unterscheidet. Die halachischen Vorgaben sollen so angewendet werden, dass nicht nur möglichst wenig Schaden angerichtet wird, sondern dass aktiv Gutes getan wird.

Zur Sicherstellung dieses Grundsatzes dient letztlich das Gesetz des Pikuach Nefesch (»Seelenrettung«). Demzufolge steht die Rettung eines Menschenlebens stets im Vordergrund und alle anderen Regelungen können vernachlässigt werden. Dieses Prinzip beschränkt sich jedoch nicht lediglich auf direkt lebensbedrohliche Situationen, sondern ist auch im Falle von möglicher Lebensbedrohung zu beachten.

In diesem Sinne hat eine gebärende Frau Anspruch auf Pikuach Nefesch.

Obschon alle Vorgänge der Geburt in Gottes Macht liegen, geniesst der Beruf der Hebamme grosses Ansehen.

Die folgenden Bereiche der Halacha nehmen Einfluss auf die Betreuung von orthodoxen (strenggläubigen) jüdischen Paaren unter und unmittelbar nach der Geburt:

Reinheit

Um Normen von Anstand und Sitte festzulegen, existiert im Judentum der Grundsatz der Zniut („Sittsamkeit"). Demzufolge wird im Kontext der Geburt besonderer Wert auf den Schutz der Intimsphäre gelegt.

Ein wichtiger Bestandteil der Zniut stellt auch die Befolgung der Gesetze der Nidda (»menstruierenden Frau«) dar. Diese betreffen grundsätzlich den Umgang mit vaginalen Blutungen. Die Geburt versetzt eine Frau dementsprechend ebenso in den Zustand einer Nidda.

Neben den Gesetzen der Nidda, geniessen aber auch andere Reinlichkeitsmassnahmen einen hohen Stellenwert im Judentum. So findet beispielsweise jeweils ein spiritu-

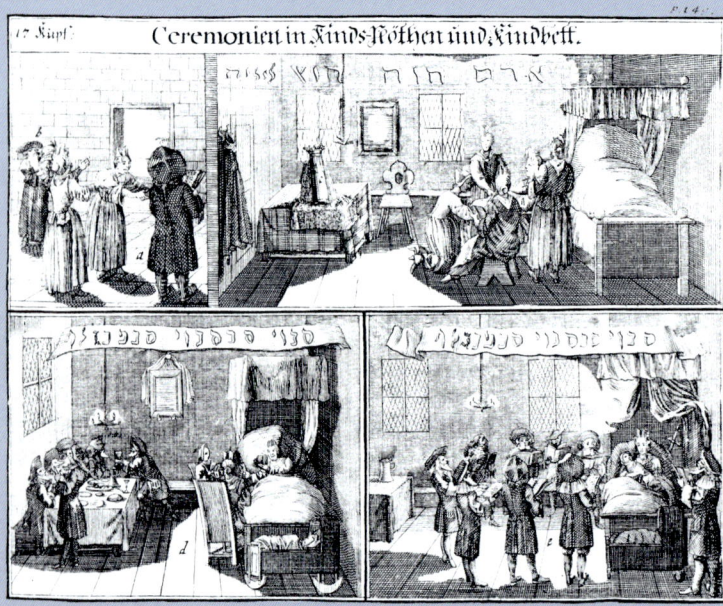

„Ceremonien in Kinds-Nöthen und Kindbett" aus „Jüdisches Ceremoniel" von Paul Christian Kirchner Abbildung mit freundlicher Genehmigung der Universitätsbibliothek der Goethe-Universität Frankfurt, Hebraica- und Judaica-Sammlung

elles und rituelles Händewaschen vor dem Essen und Beten und nach dem Aufstehen oder der Benutzung der Toilette statt. Dasselbe Ritual wird auch vor dem Stillen durchgeführt.

Sabbat

Der Sabbat wird im Judentum als höchster Feiertag geehrt. So wird er als Ruhetag zur Erinnerung an das Ruhen Gottes nach der Erschaffung der Welt (Ex 20,11) und an den Auszug des Volkes Israel aus Ägypten (Dtn 5,12-15) zelebriert. Er beginnt jeweils Freitagabend nach Einbruch der Dämmerung und endet Samstagabend bei Dunkelheit (bzw. bei Erscheinen von drei Sternen).

Viele Tätigkeiten sind am Sabbat nicht gestattet. Darunter fällt auch das Zerreissen von Dingen (z.B. Toilettenpapier), das Entfachen von Feuer (womit auch die Benutzung von Strom gemeint ist) oder das Schreiben, um nur einige zu nennen. Ebenso ist es untersagt, jemanden aktiv um Hilfestellung diesbezüglich zu bitten.

Lebensgefährliche Situationen, unter die auch Geburt und Geburtswehen fallen, stellen dabei eine Ausnahme dar. Die Sabbatgesetze dürfen laut des Gesetzes des Pikuach Nefesch missachtet werden, das Verstoßen ist dabei auf ein notwendiges Minimum zu begrenzen. Pikuach Nefesch gilt dabei nicht ausschliesslich für körperliche Gefahren.

Ehemann bei der Geburt

Aufgrund des Nidda-Status der Frau ist es dem Ehemann nicht gestattet, seine Frau unter der Geburt zu berühren. Dennoch ist ein Grossteil der Ehemänner während der Eröffnungs- und Austreibungsperiode anwesend.

Dabei besteht die Rolle des Mannes darin, Gebete zu rezitieren oder leise zu lesen. Möchte er sich aktiv an der Geburt seines Kindes beteiligen, so unterstützt er seine Frau verbal.

Solange die Frau gut betreut und folglich nicht auf die körperliche Hilfe ihres Mannes angewiesen ist, sollten die Regeln der Nidda befolgt werden. Bei Lebensgefahr tritt aber auch diesbezüglich das Gesetz des Pikuach Nefesch in Kraft und alle Verbote werden aufgehoben.

Bei einer Geburt durch Kaiserschnitt gelten Regeln der Nidda nur, falls die Gebärende vaginale Blutungen hat.

Besonderheiten in der Betreuung des Neugeborenen

Bis zur offiziellen Namensgebungszeremonie wird der Name eines Neugeborenen nicht preisgegeben. Bei Knaben stellt diese die Brit Milah (»die Beschneidung«) am 8. Lebenstag dar. Mädchen erhalten ihren Namen am ersten Sabbat nach ihrer Geburt in der Synagoge.

Der Körperkontakt zum Neugeborenen ist für jüdische Eltern von grosser Bedeutung. Dementsprechend wird oftmals nicht nur das Stillen unmittelbar nach der Geburt, sondern auch das Bonding (»Eltern-Kind-Bindung«) gewünscht.

Das Stillen wird als mütterliche Pflicht angesehen. Gemäss dem Talmud (Nebst dem Alten Testament Hauptwerk des Judentums) gilt ein Kind zwei Jahre als Säugling und hat darauf Anrecht, nach seinem Bedarf gestillt zu werden.

Während der zweijährigen Säuglingsperiode gilt die Mutter als Stillende. Als solche sollte sie entsprechende Regeln beachten, auch wenn sie beispielsweise eine Totgeburt erlitten hat.

Jüdische Mütter empfinden das Stillen meist nicht in erster Linie als Pflicht. Es ist ein Akt der Liebe.

Literatur

Clark Callister, L., Semenic, S. & Cameron Foster, J. (1999). Cultural and Spiritual 17, 280-295.

Meanings of Childbirth:Orthodox Jewish and Mormon Women. Journal of Holistic Nursing,

Steinberg, A. (Hrsg.) (2003). Encyclopedia of Jewish medical ethics: a compilation of Jewish medical law on all topics of medical interest. Jerusalem: Feldheim Publishers.

Zauderer, C. (2009). Maternity care for Orthodox Jewish couples. Implications for nursing in an obstetric setting. Nursing for Women's Health, 13, 112-120.

Land- und Dorfhebammen im Altkreis Alsfeld/ Vogelsberg

Von Dr. Monika Hölscher

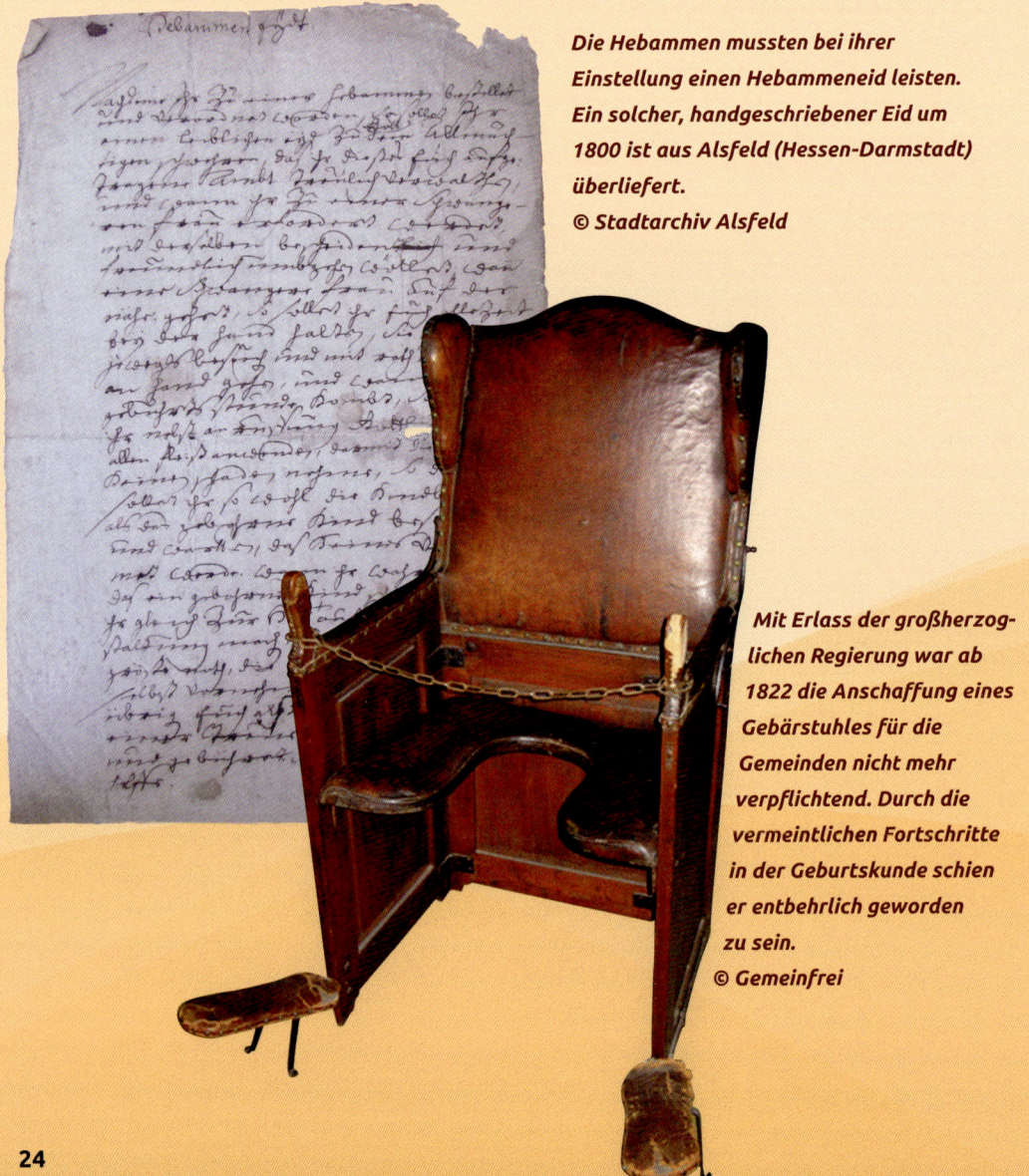

Die Hebammen mussten bei ihrer Einstellung einen Hebammeneid leisten. Ein solcher, handgeschriebener Eid um 1800 ist aus Alsfeld (Hessen-Darmstadt) überliefert.
© Stadtarchiv Alsfeld

Mit Erlass der großherzoglichen Regierung war ab 1822 die Anschaffung eines Gebärstuhles für die Gemeinden nicht mehr verpflichtend. Durch die vermeintlichen Fortschritte in der Geburtskunde schien er entbehrlich geworden zu sein.
© Gemeinfrei

Hebammen sind seit dem 10. Jahrhundert im deutschsprachigen Raum belegt. Bis zum Beginn des 20. Jahrhunderts hatte noch fast jedes Dorf eine eigene Hebamme. Die Hebammen waren in den Gemeinden angestellt – bis in das 19. Jahrhundert hinein waren sie die einzigen Frauen in öffentlichem Dienst.

Die Bewohner waren verpflichtet, für den Unterhalt der Hebammen zu sorgen – auch im Alter. Dennoch war es wohl nicht immer leicht, eine Hebamme zu finden. So wird 1729 die 77 Jahre alte „Wehmutter" Gela Friedrich in Alsfeld erwähnt, die um die Annahme einer zweiten Hebamme bat. Dies ist nur allzu verständlich, da damals das durchschnittliche Alter von Frauen um die 50 Jahre betrug, sie also wirklich ein nahezu „biblisches Alter" hatte. Eine gute körperliche Konstitution war Voraussetzung für die Tätigkeit einer Hebamme.

Bis zum Ende des 18./Anfang des 19. Jahrhunderts wurden Hebammen von ihren Vorgängerinnen angelernt. Einzige Voraussetzung für die Ausübung dieses Berufes waren Geschick und Wollen sowie ein untadeliger und frommer Lebenswandel.

Zu den ersten namentlich genannten städtischen Hebammen in Alsfeld ab 1579 gehörte beispielsweise „Elschen, die Kühhirtin": Wer in der Lage war, Kälbern auf die Welt zu helfen, der konnte dies offensichtlich auch bei Menschenkindern. Bei einer anderen Hebamme werden die praktischen Kenntnisse von der Mutter an die Tochter weitergegeben: „Judith, die Tochter der vorhergegangenen Hebamme". Familienbeziehungen spielen, wie noch gezeigt werden wird, auch in späteren Jahrhunderten eine große Rolle.

Die Hebammen mussten bei ihrer Einstellung einen Hebammeneid leisten:

Hebammen eydt

Nachdeme ihr zu einer hebammen
bestellet und verordnet worden,
so sollet ihr einen leiblichen eyd
zu Gott dem Allmächtigen schwehren,
daß ihr dießes aufgetragene Ambt
treulich verwalthet,
und wann ihr zu einer schwangeren
frau erfordert werdet,
mit derselben bescheiden und
freundlich umbgehen wollet,
wann eine schwangere frau auf der
nähe geht, so sollet ihr euch allezeit
bey der hand halten, sie auch
je möglich besuchen
und mit rath und that
an hand gehen, und wann die
geburtsstunde kombt, so sollet ihr
nebst an beistand(?) göttlicher hülff
allen fleiß anwenden, darmit die frucht
keinen schaden nehme,
so dann sollet ihr sowohl die
kindbette[rin?] als das gebohrene kind
besor[gen] und wardten,
daß keines ve[rkom(?)-]met werde.
wann ihr gewahrn [seid,]
daß ein gebohrenes kind schwach,
gehe gleich zur H. Tauff die
[ein-]ßalbung machen, und ver die
größte noth, die Noth-Tauff, [...]
selbst vornehmen, und in [allem?]
übrig euch alßo verhalten,
einer treuen hebamme[n] und gebühret,
so wahr euch [Gott] helffe

Mit der Berliner Charité gab es 1751 die erste deutsche Hebammenschule. Im Großherzogtum Hessen waren es die von Prof. Ferdinand von Ritgen 1814 gegründete und geleitete Entbindungsanstalt, die Vorläuferin der Universitäts-Frauenklinik Gießen, sowie Mainz, in Kurhessen u.a. Marburg.

Die dritte Hebamme in Alsfeld, von der sicher belegt ist, dass sie eine Ausbildung in der Gießener Entbindungsanstalt absolviert hat wie ihre beiden Vorgängerinnen, ist Elisabeth Margarethe Bommes 1830. Sie schloss ihren 2,5-monatigen Hebammenkurs mit Auszeichnung ab und wurde von der Stadt Alsfeld als zweite Hebamme eingestellt.

Die nächsten sechs Jahre hört man kaum etwas von der Hebamme Bommes, bis ihr in einem Schreiben des Kreisarztes Dr. Stammler vorgeworfen wird, „in einer abscheulichen Trunkenheit gestern Abend gänzlich dienstunfähig gewesen [zu] seyn und einen öffentlichen Straßen-Handel verursacht [zu] haben." Diese Affäre führte schließlich zur Entlassung der Hebamme – ein sittlicher Lebenswandel war ebenfalls Voraussetzung für den Beruf. Hier wird darüber hinaus deutlich, dass die Hebammen zwar städtische Angestellte waren, wie von Beginn an, aber die nächsthöhere Behörde, nämlich der Kreis, für die ordnungsgemäße Ausübung der Hebammentätigkeit.

Ausstattung der Landhebammen, Fortbildungen und Abrechnung

Für Alsfeld liegt 1830 die erste Auflistung der Gerätschaften einer Hebamme vor, die sie für ihre Arbeit benötigte. Nach dem Ende ihrer sehr erfolgreichen Ausbildung an der Gebäranstalt in Gießen erhielt Elisabeth Bommes im Sommer 1830 bei ihrer Einstellung bei der Stadt Alsfeld als zweite Hebamme folgende „Hebammen-Apparate" ausgehändigt: „ein Gebärstuhl nebst ledernem Kissen, eine glatte, oben eingekerbte, gebogene Nabelschere, eine Klistirspritze (sic!), eine kleine Klistirspritze mit aufschraubbarem Mutterrohr"; das Lehrbuch der Hebammenkunst von Dr. Ritgen wurde ihr einige Tage später noch nachträglich übergeben.

Da diese Ausstattung der Stadt gehörte, musste sie diese bei ihrer unehrenhaften Entlassung sechs Jahre später abgeben. Immer wieder sind in den Aufzeichnungen aus dem Alsfelder Stadtarchiv Fälle belegt, in denen Gerätschaften fehlten oder unbrauchbar waren, so dass die Hebammen dafür regresspflichtig gemacht wurden.

Als 1928 die neu eingestellte Hebamme Gudrun Fuhrmann die Hebammentasche ihrer Vorgängerin übernehmen sollte, hieß es in einer Mitteilung des Kreisgesundheitsamtes an den Bürgermeister Dr. Karl Völsing, dass die Hebammentasche der früheren Hebamme Frau Hyll sehr verbraucht sei, *so daß die Anschaffung einer neuen Tasche für die neue Gemeindehebamme, Fräulein Fuhrmann notwendig ist. Der Inhalt der Tasche ist zum größten Teil noch brauchbar.*

Neuanzuschaffen ist
ein Irrigator
ein roter Schlauch
ein schwarzer Schlauch
ein Hörrohr
ein Klistierspritzchen
ein Zentimetermaß
ein Gummikatheter
eine Wochenbettpinzette
eine Nickeldose für die Nabelbändchen
eine Milchpumpe nach Jaschke
2 Warzenhütchen
feine Bürstchen zum Reinigen der Milch-
pumpe
2 Handtücher
ein Stück Seife
2 weiße Mantelschürzen
Die genannten Gegenstände fehlen entwe-
der oder sind unbrauchbar."

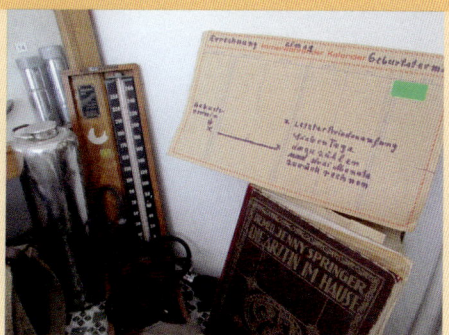

**Karteikarte zur Errechnung des Geburts-
termins im Dorfmuseum Oberrosphe 2016,
© Hölscher**

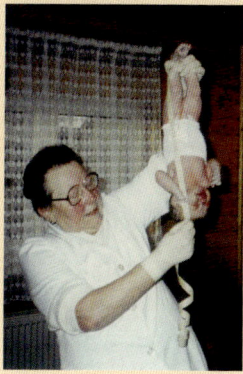

**Die Hebamme
Gertrud Hauffe
war von 1957 bis
2000 für die Stadt
Homberg/Ohm
und Stadtteile
zuständig und
half über 2500
Kindern auf die
Welt.
© Ulrich und
Bettina Hauffe**

Noch bis weit in die 1960er Jahre verfügten viele Haushalte über keinen Telefonanschluss, so dass Hebammen den Geburtstermin per Hand berechnen mussten. Setzten die Wehen früher ein, so musste die Hebamme, so weit schon möglich, mit dem Auto geholt werden oder telefonisch z.B. über das Dorfpostamt benachrichtigt werden, denn Hebammen hatten schon sehr früh Telefone.

Regelmäßig mussten Hebammen an Fortbildungen und Versammlungen teilnehmen, bei denen dann auch ihre Hebammentasche auf Vollständigkeit und Ordnung durch den Amtsarzt begutachtet wurden. Ihre Tagebücher wurden teilweise mehrmals jährlich vom zuständigen Kreisamts-arzt kontrolliert und die Rechnungsbücher am Ende des Jahres von einem Mitarbeiter des Kreisamtes auf Richtigkeit überprüft.

In der Regel rechneten Hebammen eine Hausgeburt mit den Krankenkassen ab, bei Privatpatienten jedoch auf Rechnung. Es sind Fälle aus dem Vogelsberg bekannt, bei denen die Hebammen die von ihnen zur Welt geholten Kinder schon laufen sahen, da warteten sie immer noch auf ihr Geld für die Geburtshilfe von den Eltern.

Hebammen im „Dritten Reich"

Im „Dritten Reich" erlebte der Beruf der Hebamme einen wahren Boom. Eine wichtige Rolle kam ihnen und den Ärzten vor allem bei der Durchführung des Gesetzes zum Schutze der Erbgesundheit zu. So bekamen sie bei der Meldung der Geburt eines geistig und körperlich behinderten Kindes eine Prämie von 2 RM vom Staat. Solche Meldungen waren in Städten wahrscheinlich weit häufiger als auf dem Land, wo Hebammen und Ärzte eine viel engere Bindung zu den Gebärenden und ihren Familien hatten und im sozialen Gefüge fest verankert waren. Durch eine solche Meldung wurden die Kinder wohl in den meisten Fällen Opfer des nationalsozialistischen „Euthanasie"-Mordprogramms. Wie vielen Hebammen und Ärzten dies bekannt war, wird wohl nie ganz ans Tageslicht kommen.

Nach der Machtübernahme der Nationalsozialisten 1933 wurden die Hebammen in die Reichsarbeitsgemeinschaft der Berufe im sozialen und ärztlichen Dienst eingegliedert und die Verbände als Reichsfachschaft Deutscher Hebammen formiert. Leiterin dieser Fachschaft wurde die als „Reichshebammenführerin" titulierte **Nanna Conti** (1881–1951).

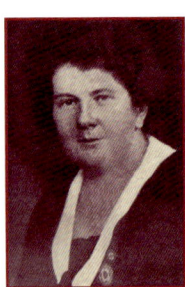

Nanna Conti
© Die Deutsche Hebamme, 56. Jg., 1941, S. 103

Durch ihren Sohn Leonardo (1900–1945), den Reichsgesundheitsführer, war Nanna Conti außerordentlich gut vernetzt und informiert, so dass davon ausgegangen werden kann, dass sie über das „Euthanasie"-Programm informiert war. Sie wurde nach 1945 von den Alliierten als nicht belastet eingestuft. Den Hippokratischen Eid haben Ärzte, Hebammen und Pfleger zur Zeit des Nationalsozialismus tausendfach gebrochen.

Besonders dramatisch war in diesen Jahren auch die Situation für Zwangsarbeiterinnen und weibliche KZ-Häftlinge. Zwangsabtreibungen waren an der Tagesordnung, Mutter und Kind wurden getötet oder aber das Neugeborene starb an Entkräftung und den hygienischen Zuständen. Vier Säuglinge von Zwangsarbeiterinnen, die in und um Alsfeld eingesetzt waren, sind auf dem Alsfelder Friedhof bestattet worden, drei polnische und ein russisches. Sie wurden zwischen fünf Tagen und vier Monaten alt. Als Geburtshelferinnen standen oft weibliche Mithäftlinge zur Verfügung.

Am Beispiel der Hebamme Gudrun Fuhrmann wird deutlich, wie sehr auch Hebammen in die Ideologie des „Dritten Reich" verstrickt waren.

Hebamme Gudrun Fuhrmann

Nach 32 Jahren Tätigkeit als Gemeindehebamme in Alsfeld wurde Marie Hyll mit 65 Jahren in den Ruhestand versetzt. 13 Jahre hatte sie mit Katharina Dietz zusammengearbeitet. Die Stelle der Marie Hyll wurde daraufhin neu ausgeschrieben; rund 20 Bewerbungen gingen bei der Stadt ein, u.a. bewarb sich auch die 1888 in Ballenstein im Harz geborene Gudrun Fuhrmann, die 1927 in Kiel zur Hebamme ausgebildet worden war. Davor war sie als Lehrerin tätig gewesen. Da sie nicht aus Hessen stammte, wurde ihre Nominierung zuerst vom Hessischen Ministerium des Innern in Darmstadt abgelehnt, dann jedoch unter der Vorgabe, eine Nachprüfung an der Universitätsfrauenklinik, der Nachfolgerin der ehemaligen Gebär-Anstalt in Gießen, abzulegen, zugelassen.

Am 18. April 1928 legte „Fräulein Gudrun Fuhrmann" diese Prüfung ab und wurde zum 1. Juni d.J. zur zweiten Gemeindehebamme in Alsfeld, neben Katharina Dietz, ernannt. Sie war zu diesem Zeitpunkt bereits 40 Jahre alt.

Es scheint, dass es fast von Anfang an zwischen den beiden Hebammen, aber auch zwischen den ortsansässigen Ärzten und Gudrun Fuhrmann gekriselt hat.

Zwischen den beiden Hebammen eskalierte der Streit während einer Geburt: Die zuständige Hebamme Fuhrmann konnte durch eine andere Geburt nicht rechtzeitig bei einer Gebärenden sein, so dass Frau Dietz hinzugezogen wurde. Dann kam doch noch Frau Fuhrmann hinzu und packte ihre Sachen aus, ohne sich um die anwesende Hebamme Dietz zu kümmern, die schließlich, um Ärger zu vermeiden, ihren Koffer wieder packte und ging. Dieser Vorfall kam auch dem damaligen Alsfelder Bürgermeister Dr. Völsing zu Ohren, der bereits nach sieben Monaten über eine Kündigung von Gudrun Fuhrmann nachdachte.

1930 fand auch der Streit zwischen den ortsansässigen Ärzten und Gudrun Fuhrmann einen vorläufigen Höhepunkt, indem die Ärzte beim Bürgermeister die Entlassung der Hebamme forderten wegen ungebührlichen Verhaltens. Dies führte schließlich zu einem Verweis und einer Geldstrafe in Höhe von 10 RM für die Hebamme. Eine Änderung im Verhalten der Hebamme scheint aber nicht eingetreten zu sein, da sie letztendlich am 31. März 1932 doch noch entlassen wurde. Von da an arbeitete sie als freiberufliche Hebamme weiter, unter Benutzung ihres Hebammenkoffers, der der Stadt Alsfeld gehörte, was weiteren Streit nach sich zog.

Wie gründlich Gudrun Fuhrmann die Ideologie der Nationalsozialisten, die seit Januar 1933 an der Macht waren, verinnerlicht hatte, macht ein Vorfall aus dem Jahr 1935 deutlich. Weil ein Arzt ein Rezept für einen von ihr betreuten „Fürsorgeempfänger", der wahrscheinlich für die Nazis unter die Kategorien „arbeitsscheu" und „asozial" gefallen wäre, nicht ausstellen wollte und dessen schwangerer Frau eine andere Hebamme und eine Entbindung im Krankenhaus nahe legte, beschwerte sie sich in einem eng beschriebenen dreiseitigen Brief an das Hessische Innenministerium in Darmstadt, in dem sie ausführlich auf ihre fürsorgerische Tätigkeit nicht nur bei dieser mittellosen Familie einging, sondern auch ganz allgemein, obwohl sie in ihrer Tätigkeit als Hebamme von allen Seiten eingeschränkt werden würde und selbst kaum noch genug zum Leben hätte. Sie beschwerte sich über städtische Beamte, die Hebamme Dietz, das Kreisgesundheitsamt und viele mehr. Sehr ideologisch gefärbt und emotional waren einige ihrer Formulierungen für diese Zeit. So schrieb sie u.a.:

Regierung sanktionierte, gegen mich bestehen lassen will. Wie lange
soll diese fortgesetzte Einschränkung meiner Hebammentätigkeit
noch geduldet werden. Jch habe geglaubt und gehofft, dass der
nationalsozialistische Staats ein Rechtsstaat sei, in welchem die
Gleichschaltung aller im Volk stehenden Deutschen Gesetz sei.
Wie sieht diese Gleichschaltung aber hier aus. Der Hebamme Dietz
werden von allen Seiten die Verdienstmöglichkeiten zugeschoben.
Sie arbeitet nach wie vor im Kreiskrankenhaus. Jhr ist das Dorf

Kreisamts. Hielten doch der Regierungsrat Strack und der Kreisdirektor Stammler beide Hände über sie. Jch habe einmal geglaubt, das
Dritte Reich läge im Kampf gegen jüdische Weltanschauung. Jch sehe
mich aber enttäuscht. Macht man doch solche Hebamme zur Führerin
eines Verbandes. Jch hatte gehofft, Jdealismus, Opfersinn und
Dienst am Volke gäben einem das Recht, auf Arbeit. O nein. Nur
das Recht überall unterdrückt, beiseitegeschoben, verleumdet zu
werden. Ob man dabei seelisch und pekuniär zu Grunde gerichtet
wird, wer fragt danach. Jch weiss, dass es in Deutschland den
deutschen Landsleuten an der Saar oder im Memelgebiet nicht
schlechter unter dem Druck von Franzosen und Polen ergeht, als mir
hier unter meinen Volksgenossen. Nein nicht jene sind die eigent-
lichenlichen Todschläger auf Erden, die Gewehr und Handgranate

dass ich da, wo ich keine Rechte mehr besitze, auch keine Pflichten
mehr trage. Keinen Pfennig gebe ich mehr zu einer öffentlichen
Sammlung, mag sie heissen wie sie will. Mich brauchte kein
Nationalsozialismus zu erziehen. Jch war von meinen Eltern erzogen.
Aber das Leben hat mich gelehrt, dass jüdische Weltanschauung, nicht
deutscher Jdealismus, zu Ansehen führt, Zu Erfolg und Geld. So höre
ich eben auf zu opfern. Meine Praxis hat man mir untergraben.
Die Aussicht auf eine bessere Altersversorgung genommen, den Rest
meiner mir treu gebliebenen Familien will man mir auch noch
abspenstig machen. Da soll ich noch opferbereit sein. Jch trete jetz

wie schwer es ist, als armer Mensch sein Recht zu finden. Er
macht sich jedenfalls nicht zum Anwalt der Armen. Jch bitte die
Hessische Regierung als Vorbild Träger nationalsozialistischer
Jdee endlich mal hier ein Machtwort zu reden, diesen Beamten in
seine Schranken und mir endlich meine Existenzmöglichkeit zu
sichern, auf die ich als deutsche Volksgenossin Anspruch habe.
Jch muss sonst annehmen, dass dieser jüdische Vernichtungskampf,
der vor allem von der Hebamme Dietz und den Aerzten Dr.Kröck,
Weber und Gleim geführt wird ein Resonanzboden in der nationalsozialistischen Weltanschauung hat.

                    Ergebenst
                         gez. Gudrun Fuhrmann
                            Hebamme.

*1928 wurde die 1927 in Kiel zur Hebamme ausgebildete ehemalige Lehrerin Gudrun Fuhrmann mit
40 Jahren als zweite Gemeindehebamme in Alsfeld eingestellt, aber bereits 1932 wegen ihres
illoyalen Verhaltens wieder entlassen. Im Schriftverkehr eines Rechtsstreites mit einem Stadt-
sekretär aus dem Jahr 1935 wird deutlich, wie gründlich Gudrun Fuhrmann die Ideologie der
Nationalsozialisten verinnerlicht hatte. © Stadtarchiv Alsfeld*

„Ich habe geglaubt und gehofft, dass der nationalsozialistische Staat ein Rechtsstaat sei, in welchem die Gleichschltung (sic!) aller im Volk stehenden Deutschen Gesetz sei. Wie sieht diese Gleichschaltung aber hier aus." In Bezug auf die Hebamme Dietz führt sie aus: „Sie rennt von Geburt zu Geburt, denn ihr Beruf ist ihr ein Geschäft und zwar eins auf jüdischer Basis. Der Gelderwerb herrscht allein vor." Da sie sich von allen Behördenstellen benachteiligt fühlte, versteigt sie sich noch weiter: „Ich habe einmal geglaubt, das Dritte Reich läge im Kampf gegen jüdische Weltanschauung. Ich sehe mich aber enttäuscht. Macht man doch solche Hebamme zur Führerin eines Verbandes. Ich hatte gehofft, Idealismus, Opfersinn und Dienst am Volke gäben einem das Recht, auf Arbeit. O nein. Nur das Recht überall unterdrückt, beiseitegeschoben, verleumdet zu werden. Ob man dabei seelisch und pekuniär zu Grunde gerichtet wird, wer fragt danach. Ich weiss, dass es den deutschen Landsleuten an der Saar oder im Memelgebiet nicht schlechter unter dem Druck von Franzosen und Polen ergeht, als mir hier unter meinen Volksgenossen. Nein, nicht jene sind die eigentlichen Totschläger auf Erden, die Gewehr und Handgranate tragen, sondern, die jenes zersetzende Gift des Misstrauens säen, demgegenüber schöpferischer Glaube und schaffendes Tun nicht aufkommen kann. Es braucht sich darum niemanden (sic!) zu wundern, dass ich zu keinen Opfern mehr bereit bin. [...] Aber das Leben hat mich gelehrt, dass jüdische Weltanschauung, nicht deutscher Idealismus, zu Ansehen führt, zu Erfolg und Geld. So höre ich eben auf zu opfern. [...] Diese Vorgänge sind ein Hohn auf unseres Führers Programm, auf die Vorsorge, die er gerade für unsre Kinder als die Zukunft Deutschlands angewandt wissen will. [...] Ich bitte die Hessische Regierung als Vorbild Träger nationalsozialistischer Idee endlich mal hier ein Machtwort zu reden, diesen Beamten in seine Schranken zu weisen, und mir endlich meine Existenzmöglichkeit zu sichern, auf die ich als deutsche Volksgenossin Anspruch habe. Ich muss sonst annehmen, dass dieser jüdische Vernichtungskampf der vor allem von der Hebamme Dietz und den Aerzten Dr. Kröck, Weber und Gleim geführt wird ein Resonanzboden in der nationalsozialistischen Weltanschauung hat."

Erwartungsgemäß widersprachen sowohl der Beamte als auch Bürgermeister Völsing der Darstellung von Gudrun Fuhrmann. Leider sind nicht alle Unterlagen im Alsfelder Stadtarchiv vorhanden, so dass der weitere Verlauf des Geschehens nicht bekannt ist, aber im Juni 1938 wird Bürgermeister Völsing vom Bezirksverwaltungsgericht Gießen vorgeladen, die Sache betreffend: Die Hebamme Gudrun Fuhrmann, Alsfeld; hier: Antrag des Kreisamts Alsfeld auf Entziehung des Prüfungszeugnisses.

Ob Gudrun Fuhrmann tatsächlich ihre Zulassung verloren hat, ist ebenfalls nicht bekannt. Sicher ist, dass sie Anfang der 1940er Jahre u.a. im Hilfskrankenhaus Kassel gemeldet war und im Kreis-Adreßbuch Alsfeld 1950 als „Lehrerin a.D." auftaucht. Ihr weiterer Lebensweg verliert sich.

Das Alsfelder Kreiskrankenhaus und private Entbindungsheime in Alsfeld

Ab 1908 gab es in Alsfeld die Möglichkeit, Kinder im neu erbauten Krankenhaus in der Rambach zur Welt zu bringen. Doch im Gegensatz zu heute gingen die wenigsten Frauen zum Entbinden ins Krankenhaus, sondern vertrauten sich ihrer Hebamme im Ort an. Zur Entbindung nach Gießen gingen vor allem nicht verheiratete und mittellose Frauen und Frauen, bei denen es zu Komplikationen vor, während und nach der Geburt kam.

Die Geburtenabteilung im Alsfelder Krankenhaus kann nicht groß gewesen sein, da es bei seiner Eröffnung lediglich über 20 Belegbetten verfügte.

Erst ab 1944 ist ein Frauenarzt im Krankenhaus belegt: Der aus Mainz stammende Dr. Hans Bergk, der nach dem Zweiten Weltkrieg auch die erste Frauenarztpraxis in Alsfeld betrieb, bis in die Mitte der 1970er Jahre. Ab 1979 wurden Vakuumgeburten (statt Zangen) in Alsfeld durch einen neuen Frauenarzt in Anwendung gebracht und die Ultraschalluntersuchung eingeführt. Mit der Niederlassung weiterer Frauenärzte ab 1981 und dem Umzug in das neue Kreiskrankenhaus in der Schwabenröder Straße im Jahr 1982 wurden schließlich Hebammen am Krankenhaus angestellt und die geburtshilfliche Abteilung vergrößert. Freiberufliche Hebammen, die Hausgeburten durchführten, gab es zu diesem Zeitpunkt kaum noch.

Im Dezember 2016 schließlich wurde die geburtshilfliche Abteilung des Kreiskrankenhauses aus Kostengründen geschlossen – als letzte im gesamten Vogelsbergkreis, nachdem die am Eichhof-Krankenhaus in Lauterbach bereits 2008 geschlossen worden war. Schwangere Frauen aus dem Vogelsberg müssen nun weitere Wege nach Bad Hersfeld, Fulda, Schwalmstadt, Marburg, Gießen oder Lich in Kauf nehmen, um ihre Kinder zur Welt zu bringen.

Neben dem Krankenhaus in Alsfeld gab es in der Stadt zeitweise auch private Entbindungsheime.

Das erste war das der Fabrikantenwitwe Else Thomae, das allerdings nur knapp ein Jahr existierte, von 1929 bis 1930. Else Thomae wollte schwangere Frauen in ihrer Privatwohnung „diskret" entbinden lassen. Auf Grund der fehlenden Konzession, ihrer nicht vorhandenen Qualifikation, der unpassenden Raumaufteilung und der hygienischen Zustände untersagte ihr das Kreisgesundheitsamt die Führung dieses „Entbindungsheimes" und schloss es.

Die zweite Einrichtung dieser Art war das Privatkrankenhaus und Entbindungsheim des aus Gießen stammenden Arztes und Geburtshelfers Dr. Ludwig Kröck im „Stadtpark", das dieser mit einem internistischen Kollegen von 1950 bis 1952 leitete. Wegen eines schweren Unfalls musste er das erfolgreiche Entbindungsheim schließen.

Entbindungen in der jüdischen Gemeinde Kirtorf

Größere jüdische Gemeinden in Großstädten hatten meist eine eigene jüdische Hebamme, die mit allen religiösen Riten vor, während und nach der Geburt vertraut war. In der jüdischen Gemeinde in Frankfurt/Main gehört der Beruf der Hebamme zu den am längsten belegten. Bereits vor der Gettoisierung in der späteren Judengasse ist er auf einem Grabstein von 1384 nachgewiesen, der die „ehrsame Hebamme" Guta erwähnt. Die Hebamme war bei der jüdischen Gemeinde angestellt. 1791 forderte die Stadt Frankfurt, dass auch jüdische Hebammen vom Sanitätsamt geprüft und zugelassen werden müssten, wie das für christliche Hebammen bereits seit 1758 üblich war. Über die Einstellung und die Bezahlung entschied aber nach wie vor die jüdische Gemeinde.

In ländlichen Gebieten wurden jüdische Frauen, wie Kirtorf zeigt, von den ortsansässigen christlichen Hebammen betreut, denen jüdische Frauen aus der jeweiligen Gemeinde wahrscheinlich zur Seite standen. Auch für Alsfeld ist keine jüdische Hebamme in den städtischen Archivalien belegt. Eine angestellte jüdische Hebamme hätte mit Sicherheit auch einen zu großen finanziellen Aufwand für die doch meist ärmeren kleinen Landgemeinden bedeutet, den sie sich nicht hätten leisten können.

Die jüdische Gemeinde in Kirtorf ist um 1800 gegründet worden. Sie scheint nicht sehr groß gewesen zu sein (1905: 45 Mitglieder). Spät wird eine erste Synagoge gebaut, die um die Jahrhundertwende abgerissen und neu errichtet wird; 1899 erfolgt der Bau einer Mikwe, dem rituellen Tauchbad. Es muss aber auch schon vorher ein Tauchbad existiert haben, vielleicht in einem privaten Wohnhaus, wie beispielsweise auch in Alsfeld, denn Mikwen spielten eine große Rolle für die rituelle Reinigung der Frau nach der Geburt. Im 3. Buch Mose, Kap. 12, 1–5, steht, dass eine Frau bis 7 Tage nach der Geburt eines Jungen unrein sein soll, „wie wenn sie ihre Tage hat"; am 8. Tag soll der Junge beschnitten werden und die Frau noch weitere 33 Tage, also insgesamt 40 Tage, zu Hause bleiben „im Blut ihrer Reinigung". Bei der Geburt eines Mädchens sind es insgesamt 80 Tage. Am Ende dieser Zeit steht das rituelle Bad in der Mikwe. Auch wenn wahrscheinlich davon ausgegangen werden kann, dass in vielen jüdischen Gemeinden in der Neuzeit diese Regeln nicht mehr so strikt eingehalten worden sind, spielte die Reinigung im Tauchbad nach wie vor eine wichtige Rolle.

Die Einträge im „Geburts-Register der Juden in der Gemeinde Kirtorf" beinhalten das Jahr, den Monat, den Tag und die Uhrzeit sowie die Tageszeit der Geburt, das Geschlecht des Kindes, ob ehelich oder unehelich, seinen Namen, die Namen der Eltern, das wievielte Kind der Mutter und die Hausnummer. Es folgen die Unterschriften (manchmal auch nur drei Kreuze) dreier jüdischer Zeugen, der Hebamme und des Bürgermeisters. Insgesamt sind von 1823 bis 1836 dort 39 Geburten verzeichnet, darunter auch einige uneheliche.

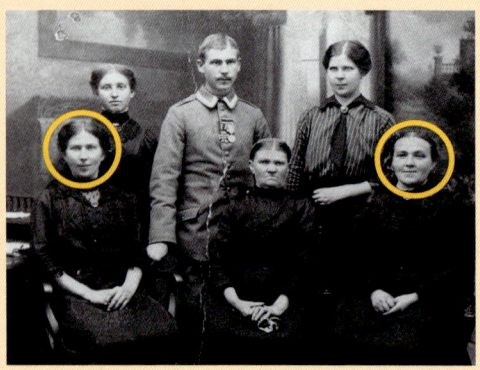

Die Hebammen und Schwestern Katharina Dietz (vorne links) und Karoline Groß (vorne rechts) aus Romrod auf einem Familienfoto, Anfang 20. Jahrhundert
© Ernst Walper

Hebammen in Romrod

In keiner anderen Gemeinde/Stadt im nordwestlichen Vogelsberg ist die Quellenlage durch Tagebücher so gut belegt wie in Romrod. Fast ein dreiviertel Jahrhundert waren die beiden Hebammen Karoline Groß und Berta Hamel in der Schlossstadt tätig, später auch in den Stadtteilen. Durch die Tagebücher können rund 1800 Hausgeburten der zwei Frauen belegt werden.

Nahtlos war der Übergang von Karoline Groß, die von 1909 bis 1941 tätig war, an Berta Hamel von 1940 bis 1978. Es ist zu vermuten, dass die ältere erfahrene Hebamme der jungen noch unerfahrenen in den Jahren 1940/1941 zur Seite stand.

Hebamme Karoline Groß

Karoline Groß wurde als Karoline Reuter am 1. März 1882 in Romrod geboren. Sie war die Schwester der später in Alsfeld tätigen Gemeindehebamme Katharina Dietz, geboren 1886. Ihre Ausbildung hatte sie in Mainz absolviert. 1909 nimmt die mittler-

weile verheiratete Karoline Bing ihre Tätigkeit als Hebamme auf. Später wird Karoline Bing in zweiter Ehe den Familiennamen Groß annehmen.

Von den Tagebüchern der Karoline Groß, von allen nur „Kaline" genannt, sind nur das erste von 1909 bis 1911 – der Kaiserzeit – und das letzte von 1940 bis 1941 – während des „Dritten Reich" – überliefert. Im ersten Tagebuch betreut sie ausschließlich Geburten in Romrod, im letzten auch in den Stadtteilen Nieder-Breidenbach und Zell. Handschriftlich mit Bleistift notierte Karoline Groß am Ende des ersten Tagebuches:

1909	Knaben	10	Mädchen	10
1910	"	12	"	19
1911	"	13	"	11

Ihre erste Geburt leitete Karoline Bing am 5. April 1909. Verhältnismäßig selten, nämlich sechs Mal, wird bei ihr in den ersten drei Jahren ihrer Tätigkeit ein Arzt bei einer Geburt hinzugezogen, der medizinische Hilfe leisten muss.

Es finden sich im ersten Tagebuch nur sehr wenige Tot- oder Fehlgeburten bzw. Hinweise, dass das Kind wenige Stunden nach der Geburt starb. Als Nahrung wird zum allergrößten Teil Muttermilch angegeben, in einigen Fällen auch Muttermilch und verdünnte Kuhmilch. In einem einzigen Fall wird dem Neugeborenen „Vilbeler Fettmilch" verabreicht.

Regelmäßig werden auch in diesem Tagebuch schon Kontrollen des zuständigen Amtsarztes vermerkt.

Zwischen dem ersten und zweiten Tagebuch liegen 28 Jahre. Da die Hebamme, die nun Karoline Groß heißt, alle Geburten durchnummeriert hat, kommt man zu einer Gesamtzahl von 595 Geburten von 1909 bis 1941. Ihre letzte Geburt leitete sie am 8. September 1941. In den letzten beiden Jahren ihrer Tätigkeit vor dem Eintritt in den Ruhestand waren es nur noch 34 Geburten, ein Sterbefall ist nicht mehr vermerkt.

1963 starb Karoline Groß im 81. Lebensjahr.

Hebamme Berta Hamel

Berta Rapp wurde am 10. November 1914, der Beginn des Ersten Weltkriegs lag erst wenige Wochen zurück, im Romröder Stadtteil Strebendorf geboren. 1936 heiratete sie Otto Hamel. Ein Jahr später erblickte Tochter Irma das Licht der Welt, es folgten 1938 und 1941 zwei weitere Töchter. Am 1. September 1939 begann der Zweite Weltkrieg, im gleichen Jahr startete Berta Hamel ihre Ausbildung zur Hebamme in der Mainzer Frauenklinik – zu diesem Zeitpunkt hatte sie bereits zwei Kinder, die sie während ihrer 1,5-jährige Ausbildung in der Obhut von Verwandten lassen musste.

Im Jahr 1940 schloss Berta Hamel erfolgreich ihre Hebammenausbildung ab und trat ihren Dienst als Hebamme in Nachfolge von Karoline Groß in Romrod und Stadtteilen an. Am 19. Oktober des gleichen Jahres

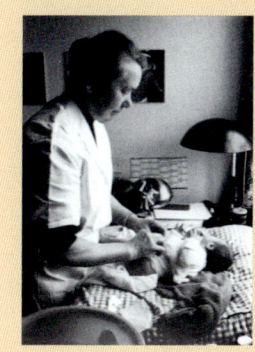

Berta Hamel bei der Versorgung eines Neugeborenen, 1950er Jahre
© Irma Klose

verhalf sie im Dorf Nieder-Breidenbach zum ersten Mal als selbstständige Hebamme einem kleinen Jungen auf die Welt.

Die Kriegsjahre hatten nicht nur Auswirkungen auf die Arbeit von Berta Hamel, sondern auch auf ihr Leben. 1945 wurde ihr Mann Otto an der Ostfront als vermisst gemeldet und starb, wie die Familie erst viele Jahre später erfuhr, 1946 in einem russischen Kriegsgefangenenlager. Ohne Mann musste die Hebamme also ab 1945 ihre drei

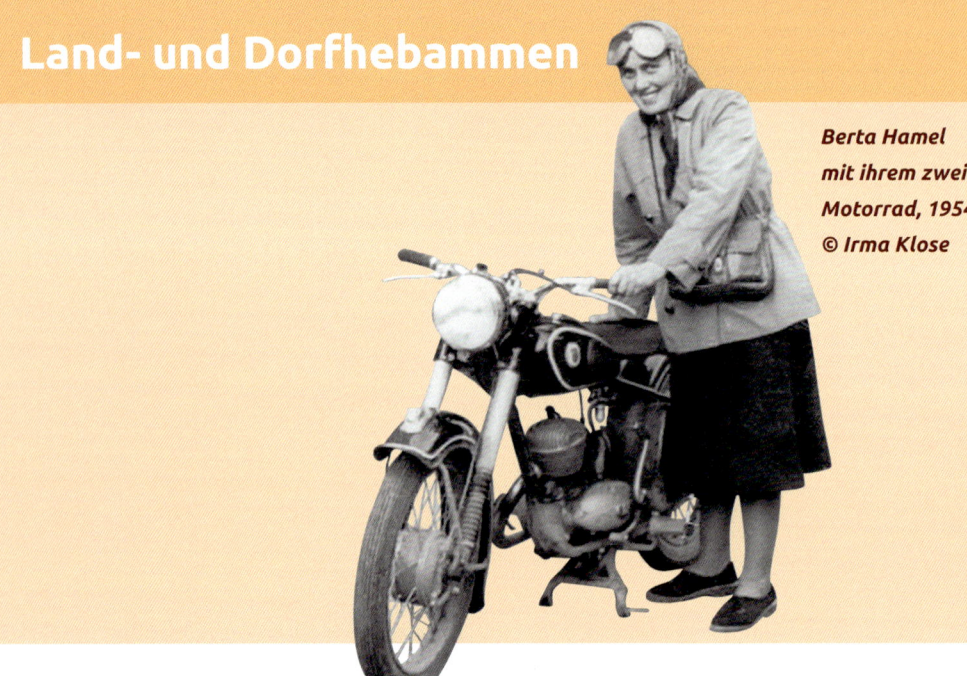

Berta Hamel
mit ihrem zweiten
Motorrad, 1954
© Irma Klose

Töchter und sich versorgen. Wenn sie beruflich unterwegs war, betreute ihre Schwester die Kinder. Zu ihren Einsatzorten fuhr Berta Hamel noch bis nach Kriegsende bei Wind und Wetter mit dem Fahrrad. Erst 1949 konnte sie sich ein Motorrad leisten, zum Schluss 1964 auch ein Auto.

Die letzte von Berta Hamel begleitete Geburt fand am 15. Mai 1978 statt. Es war die 1.188. (incl. 11 Zwillingsgeburten) in 38 Berufsjahren. Am 19. August 1994 starb sie nach langer schwerer Krankheit mit fast 80 Jahren in ihrem Heimatort Strebendorf.

Die vollständig überlieferten Tage- und Rechnungsbücher der Berta Hamel sind außerordentliche historische Dokumente, die nicht nur die Entwicklung des Hebammenberufes von 1940 an verdeutlichen, sondern auch historische Ereignisse widerspiegeln. Das „Tagebuch der Hebamme" diente der vollständigen Dokumentierung einer Ge-

burt und wurde regelmäßig, mindestens einmal im Jahr, vom zuständigen Amtsarzt des Kreises kontrolliert. In den Rechnungs- bzw. Kassenbüchern wurden alle Einnahmen und Ausgaben festgehalten. Die Haupteinnahmequellen einer Hebamme war selbstredend die Durchführung von Geburten, aber auch Wartegeld (Inkonvenienzentschädigung), das die Abgeltung für den Bereitschaftsdienst einer Hebamme bezeichnete, sowie die Betreuung von Frauen während der Schwangerschaft und von Wöchnerinnen. Die Festlegung der Kosten erfolgte nach einer festen Gebührenordnung.

Die Tage- und Rechnungsbücher der Berta Hamel

1941 betreute Berta Hamel 14 schwangere Frauen, 1942 nur zehn, 1943 immerhin 22. Unter den 31 Geburten des Jahres 1944 ist bei drei Frauen als eigentlicher Herkunftsort Offenbach vermerkt. Die Stadt östlich von Frankfurt war am 18. März 1944 durch alliierte Bombenangriffe fast vollständig zerstört worden. Überlebende waren in das Umland evakuiert worden, so auch nach Romrod und Nieder-Breidenbach. Und so kamen am 10. April und am 1. und 22. Mai 1944 drei Offenbacher Kinder im Vogelsberg zur Welt. Am 6. Dezember des gleichen Jahres, dem Nikolaustag, wurde das alte Gießen durch Bombenangriffe zerstört, auch in diesem Fall wurden Überlebende nach Zell und Romrod evakuiert, wo am 9. Dezember 1944 und am 19. Januar 1945 ein Mädchen und ein Junge geboren wurden, der Junge allerdings als Totgeburt. Untergebracht waren viele Flüchtlinge und Vertriebene im Schloss Romrod, heute ein Hotel.

Ein weiterer Vermerk Berta Hamels lässt das Chaos der letzten Kriegswochen erahnen: Am 31. Januar 1945 notierte sie bei einer Schwangeren: „Wegen ungünstiger Raumverhältnisse am 2. Tage in das Krankenhaus Alsfeld". War unter den Geburten der Jahre 1940 bis 1943 keine einzige Fehlgeburt (ein Kind starb nach der Geburt, vier waren scheintot), so sind von 1944 bis 1947 insgesamt 17 Sterbefälle von Kindern bei 142 Geburten zu verzeichnen, das sind fast 17%! Ab Ende 1944 platzte auch der Vogelsberg auf Grund des enormen Anstiegs von Flüchtlingen und Vertriebenen aus allen Nähten. Die Wohn- und Versorgungssituation waren katastrophal, ebenso die hygienischen Bedingungen bei Geburten.

Auffallend ist, dass von 1940 bis 1951 (480 Geburten, incl. sechs Zwillingsgebur-

ten) jährlich Todesfälle zu verzeichnen sind. Fast 75% aller Sterbefälle (43 von insgesamt 58) fallen in diese 12 Jahre während und nach dem Zweiten Weltkrieg. Die Sterberate in diesem Zeitraum beträgt 8,85%. Besonders dramatisch war die Situation in den ersten drei Nachkriegsjahren 1946 bis 1948.

Von 1954 bis 1967 nehmen die Todesfälle dann rapide ab (nur noch 15), ab 1968 sind keine mehr zu verzeichnen, da waren es aber auch nur noch 68 Hausgeburten.

Insgesamt liegt die Sterblichkeitsrate bei Berta Hamel in 38 Berufsjahren bei 2,63%.

Die Anzahl der von Berta Hamel betreuten Orte nahm im Laufe der Jahre sukzessive zu: waren es 1940 lediglich Romrod und der Stadtteil Strebendorf, ihr Wohnort, waren es ab 1944 schon fünf zzgl. Vertretungen in anderen Dörfern, ab 1954 sechs und ab 1957 schließlich acht (immer zzgl. Vertretungen). Zum Schluss, als die Zahl der Hausgeburten rapide abnahm, musste sie immer weitere Wegstrecken zurücklegen bis in andere Bezirke, in ihrem eigenen hatte sie in den letzten beiden Berufsjahren keine Geburt mehr betreut.

Der Höhepunkt an Hausgeburten lag im Jahr 1949 mit 86 Geburten. Ab 1962 nahm die Zahl dann immer weiter ab. Schwangere Frauen gingen jetzt vermehrt zur Entbindung ins Alsfelder Kreiskrankenhaus.

Bei den Angaben in den Tagebüchern wird beim werdenden Vater fast immer der Beruf angegeben, bei den Frauen hingegen sehr selten. So tauchen lediglich einmal 1945 eine Stenotypistin und zwei Mal Haus-

Gebührenordnung
für Hebammen
vom 15. April 1932

Amtsverkündigungsblatt für den Kreis Alsfeld.

Nr. 39	Alsfeld, den 15. April	1932

Bekanntmachung, die Gebühren der Hebammen betreffend.

Vom 6. April 1932.

An Stelle der Gebührenordnung für Hebammen vom 10. April 1927 (Reg.-Bl. S. 80) tritt mit Wirkung vom 1. April 1932 die folgende Gebührenordnung in Kraft.

Die Hebammen im Volksstaate Hessen sind berechtigt, für ihre beruflichen Leistungen zu berechnen:

1. Für Untersuchung auf Schwangerschaft in der Wohnung der Hebamme einschl. der Ratserteilung 0,75—2,00 RM.
2. Für die Untersuchung einer Schwangeren außerhalb der Geburtszeit in deren Wohnung 1,50—3,00 RM.
3. Für den Beistand bei einer Fehlgeburt bis zur Dauer von 6 Stunden (ausschließlich der späteren Besuche) 5,00—10,00 RM.
4. Für den Beistand bei einer regelmäßig verlaufenden Geburt oder Frühgeburt, die die Anwesenheit der Hebamme bis zu 8 Stunden erfordert 10,00—20,00 RM.
   Für jede weitere Stunde erforderliche Anwesenheit der Hebamme 0,75—1,50 RM.
5. Zuschlag für die Leitung einer Zwillingsgeburt oder für die Hilfeleistung bei geburtshilflichen Operationen oder bei ärztlichen Eingriffen bei Fehlgeburten 2,00—3,00 RM.
6. Für ein im Notfall vorgenommene Lösung der Arme und des Kopfes bei Steiß- oder Fußlage 4,00—10,00 RM.
7. Für jeden der vorgeschriebenen Wochenbettbesuche in den ersten 10 Tagen nach der Entbindung 0,75—1,50 RM.
   Wird die Anwesenheit der Hebamme länger wie 1 Stunde benötigt, für jede angefangene Stunde 0,50—1,00 RM.
   Für weiterhin verlangte Besuche gilt der gleiche Satz.
8. Für außerordentliche Berufungen am Tage 1,00—2,00 RM.
9. Für außerordentliche Berufungen bei Nacht (von abends 9 Uhr bis morgens 7 Uhr) sowie für außerordentliche Berufungen an Sonn- und Feiertagen 2,00—4,00 RM.
10. Für Beibringung eines Einlaufs (Klistiers) oder für eine Scheidenausspülung 0,50—1,00 RM.
11. Für das Anlegen eines Katheters 1,00—3,00 RM.
12. Für die Tamponade der Scheide bei Blutungen 1,50—3,00 RM.
13. Versieht die Hebamme Pflegedienst bei einer Schwangeren oder Wöchnerin, so hat sie außer Verköstigung zu beanspruchen:
    a) für den Tag 3,00—5,00 RM.
    b) für die Nacht 4,00—6,00 RM.
    c) für Tag und Nacht 7,00—10,00 RM.
14. Wegegebühren bei Verrichtungen in Nachbargemeinden für jeden Kilometer Entfernung vom Wohnsitz:
    a) bei Tage 0,25—0,50 RM.
    b) bei Nacht (9 Uhr abends bis 7 Uhr morgens) 0,50—1,00 RM.
    Bei Benutzung der Eisenbahn darf nur das Fahrgeld berechnet werden, außerdem die Zeitversäumnis, und zwar für jede angefangene Stunde 0,50—1,00 RM.
    Bei Stellung eines Fuhrwerks kann nur die Zeitversäumnis berechnet werden, keine Weggebühr.
15. Für Anmeldung eines Geburtsfalles bei dem Standesamt 0,50—1,00 RM.
16. Für Ausstellung eines Gesundheitsscheines 0,30—0,60 RM.
    Ist dazu eine besondere Untersuchung notwendig, so wird sie nach Nr. 1 bzw. 2 der Gebührenordnung berechnet.

Erläuterungen.

1. Die Mindestsätze müssen bei Wenigbemittelten und in allen Fällen, in denen die Staats-, Kreis- oder Gemeindekasse oder eine milde Stiftung für die Zahlung der Gebühren aufzukommen hat, berechnet werden. Je nach dem Einkommen der Familie können die höheren Sätze Platz greifen.
2. Das Beibringen eines Einlaufs, einer Scheidenausspülung oder Anlegen eines Katheters im Verlauf einer Geburt, Frühgeburt oder Fehlgeburt sowie bei den Wochenbettbesuchen, kann nicht besonders berechnet werden, dagegen dürfen außer den Sätzen nach 10 bis 12 noch Besuchsgebühren berechnet werden, wenn die genannten Verrichtungen bei außerordentlichen Berufungen notwendig werden.
3. Für etwaige Lieferung der bei der Geburt und im Wochenbett notwendigen Desinfektionsmittel und Verbandstoffe hat die Hebamme den jeweiligen Kaufwert der verbrauchten Mittel in Anrechnung zu bringen.
4. Die Hebamme muss auf Verlangen der Zahlungspflichtigen ihre Forderung durch eine Rechnung begründen, in der die verschiedenen Leistungen einzeln aufgeführt und nach ihrer Zeitdauer angegeben sind; sie muss deshalb über alle von ihr gemachten Besuche und geleisteten Hilfen ein geordnetes Buch führen.

Darmstadt, den 6. April 1932.
Minister des Innern.
Leuchtner.

Bekanntmachung.

Montag, den 25. April 1932, nachmittags 2 Uhr, findet in dem Sitzungssaal im Hochbauamtsgebäude in der Hersfelderstraße in Alsfeld die diesjährige regelmäßige Sitzung des Kreistages des Kreises Alsfeld mit folgender Tagesordnung statt:

Tagesordnung:
1. Diensteinweisung eines Kreistagsmitgliedes.
2. Prüfung und Begutachtung der Rechnung der Kreiskasse Alsfeld für das Rechnungsjahr 1930 (Art. 43 der Kreisordnung) und Genehmigung von Kreditüberschreitungen (Art. 40 der Kreisordnung).
3. Erstattung des Berichts über die Verwaltung und den Stand der Kreisverbandsangelegenheiten vom Rechnungsjahr 1930 (Art. 40 der Kreisordnung).
4. Feststellung des Voranschlags des Kreises Alsfeld für das Rechnungsjahr 1932 (Art. 40 der Kreisordnung).

Alsfeld, den 12. April 1932.
Der Vorsitzende
des Kreistages des Kreises Alsfeld.
Dr. Stammler,
Kreisdirektor.

Alsfeld, den 12. April.
Betreffend: Schutz der Natur.
An die Schulvorstände des Kreises.

In den letzten Jahren hat während der Frühlingszeit in Wald und Feld das Abreißen von frischem Grün gelegentlich der Spaziergänge einen erschreckenden Umfang angenommen. Es ist notwendig, dass die Schule bei der Bekämpfung dieses Unfugs energisch mitwirkt. Wir empfehlen Ihnen deshalb dringend, bei jeder sich bietenden Gelegenheit, insbesondere im Naturgeschichts- und Heimatkundeunterricht, auf das Verwerfliche des erwähnten Unfugs hinzuweisen und zielbewusst die Liebe zur Natur zu wecken und zu pflegen.
Hessisches Kreisschulamt Alsfeld
J.V.: Rausch.

Alsfeld, den 11. April 1932.
Betreffend: Besuch der gewerblichen Fortbildungsschulen.
An die Schulvorstände des Kreises.

Alle Jugendlichen im fortbildungsschulpflichtigen Alter, die in einem Lehrverhältnis stehen, sind nach dem Volksschulgesetz vom 25. 10. 1921 verpflichtet, die gewerbliche Fortbildungsschule zu besuchen. Für unseren Kreis kommen in Frage:
Die gewerblichen Berufsschulen zu Alsfeld, Homberg, Groß-Felda und Grünberg. Sie wollen, soweit nicht bereits geschehen, die Überweisung an die in Frage kommende gewerbliche Berufsschule alsbald vornehmen und die Lehrlinge entsprechend benachrichtigen.
Außerdem weisen wir darauf hin, dass Lehrlinge, die nicht mindestens 3 Jahre lang die gewerbliche Berufsschule besucht haben, zur Gesellenprüfung nicht zugelassen werden. Die Lehrmeister sind daher deshalb dringend ersucht, diejenigen Lehrlinge, die ihre Lehrzeit nicht unmittelbar nach Entlassung aus der Volksschule beginnen, während ihrer ganzen Lehrzeit in die gewerbliche Berufsschule zu schicken, auch dann noch, wenn sie im Gesetz nicht mehr schulpflichtig sind.
Die Neuanmeldungen erfolgen:
In Alsfeld: Montag, den 18. April 1932, vormittags 8.15 Uhr.
In Homberg: Donnerstag, den 21. April 1932, vorm. 7.30 Uhr.
In Groß-Felda: Freitag, den 22. April 1932, vormittags 8 Uhr.
Hessisches Kreisschulamt Alsfeld.
J.V.: Rausch.

töchter auf, 1952 zwei Hausangestellte und 1960 eine Hausgehilfin. Bei insgesamt 48 Eintragungen ist kein Ehemann genannt, wobei natürlich nicht auszuschließen ist, dass Berta Hamel die Angabe des Ehemannes vergessen hat. Ab 1963 gibt es dann eine neue Ausgabe des „Tagebuch der Hebamme", bei der explizit angekreuzt werden kann, ob eine Frau ledig ist. Dies ist zwei Mal notiert. 1943 und 1944 schrieb sie „Witwe eines Gefallenen", zwei weitere Male tauchen 1947 und 1964 „Witwe" auf.

Die Rechnungsbücher (ab 1951 Kassen-bücher) der Berta Hamel zeigen sehr deut-lich, wie gering der Verdienst von Hebam-men auf dem Land war. In aller Regel lag er weit unter dem Durchschnittseinkommen, vor allem in den ersten und den letzten Jah-ren ihrer Tätigkeit als Hebamme. Beson-ders gravierend ist die Situation ab 1969. Die geburtenstarken Jahrgänge sind vorbei, Hausgeburten nehmen massiv ab, die Bei-träge für Sozialversicherungen steigen im-mer mehr an, so dass bei Berta Hamel von 1969 bis zum Ende ihrer Berufstätigkeit so-gar die Ausgaben höher sind als die Einnah-men, das heißt, sie musste einmal sogar (1975) weit über 3000 DM draufzahlen! Zum Vergleich: Für die Angestelltenversi-cherung bezahlte Berta Hamel 1948 (Wäh-rungsreform in der BRD) 48 DM, 1976 1512 DM, das ist eine Steigerung um fast das 30-fache. Für Krankenkassenbeiträge fielen 1948 42,84 DM an, 1976 915,44 DM, eine Steigerung um fast das 21-fache. Eine kleine Nebenerwerbslandwirtschaft half der Heb-amme bei der Versorgung mit Lebensmit-teln. Nach Aussage der ältesten Tochter von Berta Hamel habe ihre Mutter irgendwann ein Mindesteinkommen für Hebammen be-zogen, auch die Witwenrente trug zum Le-bensunterhalt bei.

Demgegenüber standen die Entgelte für Geburten, die Haupteinnahmequelle von Hebammen. In den Jahren 1940 bis 1947 lagen diese zwischen 30,80 RM und 48,80 RM (umsatzsteuerpflichtig).

Nach dem Ende des Zweiten Weltkriegs und der Besatzung durch die Amerikaner litten auch Hebammen unter beruflichen Einschränkungen, mussten zur Kennzeich-nung, wie aus Kirtorf belegt ist, eine weiße Armbinde tragen.

Im Jahr der Währungsreform 1948 wurde die Reichsmark 1:1 in die Deutsche Mark umgerechnet, eine Geburt kostete nun zwi-schen 32 DM und 60 DM. Zum ersten Mal gibt Berta Hamel nun auch Kosten für Te-lefon an.

Die Gebühren für Geburten stiegen im Laufe der nächsten Jahre nur moderat an: 1954 sind es für eine mit der Krankenkasse abzurechnende Geburt 47 DM und bei Pri-vatpatientinnen 60 DM. In diesem Jahr schaffte sich Berta Hamel ein neues Motor-rad an.

1963 kostete eine Geburt 84 DM, 1970 160 DM, 1973 205 DM, 1974 236 DM und in ihrem letzten Berufsjahr schließlich 280 DM.

1968 war das letzte Jahr, in dem Berta Hamel in ihrer Jahresrechnung noch einen Gewinn verbuchen konnte: 210 DM. Ab 1972 erweiterte sich die Angebotspalette von Hebammen. Es kamen jetzt Erst- und Basisuntersuchungen von Neugeborenen hinzu, die separat vergütet wurden. 1975 stehen den Einnahmen in Form von Einwei-sungen ins Krankenhaus und Wochenbett-besuchen in Höhe von 349 DM Ausgaben in Höhe von 3587 DM gegenüber!

Es ist gerade auch mit Blick auf die Ver-dienstmöglichkeiten von Hebammen au-ßerordentlich bewundernswert, dass diese Frauen ihrem Beruf treu geblieben sind: Hebamme war und ist wohl nicht nur Beruf für sie, sondern wahrlich Berufung!

Zusammenfassung

Der Landkreis Alsfeld bestand in seiner letzten Zusammensetzung bis zur Gebietsreform 1972 aus 95 Städten und Dörfern. Sehr kleine Dörfer hatten mit großer Wahrscheinlichkeit keine eigene Hebamme, so dass man schätzungsweise von vielleicht 60 Landhebammen 1938 ausgehen kann. 1950 waren es nur noch 27, 1965 spricht der ehemalige Kreisamtsarzt Dr. Dieter Saalmann von 14 und 1977 schließlich werden im Einwohner-Adressbuch für den gesamten Vogelsbergkreis nur noch elf Hebammen genannt, von denen jedoch drei nachweislich zu diesem Zeitpunkt schon in Rente waren, so dass nur acht übrig bleiben. Heute sind es um die zehn freiberufliche Hebammen, von denen viele jedoch keine Geburten mehr betreuen, sondern lediglich Schwangerschaftsbegleitung und Wochenbettbetreuung. Dies hängt zum großen Teil an den horrenden Versicherungssummen: Der Beitrag zur Berufshaftpflicht für Hebammen, die Hausgeburten betreuen oder als Belegkraft mit der werdenden Mutter in ein Krankenhaus gehen, beträgt mittlerweile rund 7000 Euro.

Diese Zahlen machen deutlich, wie dramatisch die Zahl der Hebammen in den letzten 80 Jahren zurückgegangen ist. Erschwerend kommt hinzu, dass es im ganzen Vogelsbergkreis keine Geburtenstation mehr gibt.

Bereits in der Weimarer Republik hatte man mit einer Reform des Hebammenwesens begonnen, die mit der Vereinheitli-chung 1934 durch das Reichsministerium des Innern zur Vollendung kam. Das Hebammenwesen, das vorher Ländersache gewesen war, war nun „Reichssache". Mit den neuen Regelungen war eine Verlängerung der Ausbildungszeit von 12 auf 18 Monate verbunden sowie eine Reduzierung der Auszubildendenzahlen, die um 70% gesenkt wurde. Dies sollte der Qualitätssicherung dienen, aber auch ein Grundeinkommen nach der Ausbildung durch weniger „Konkurrenz" sichern. In der Folge sank die Zahl der Hebammen im Deutschen Reich von 25.011 (1934) auf 22.823 (1943).

Angesichts der Verdienstmöglichkeiten von Hebammen war diese Reform durchaus notwendig, da in manchen Dörfern nur wenige Kinder im Jahr zur Welt kamen, die Frauen also ganz sicher davon nicht eigenständig leben konnten. Eine Erweiterung des Bezirkes war daher ebenfalls sinnvoll, da damit die Zahl der betreuten Geburten wuchs und damit das Grundeinkommen.

Sehr gut kann man anhand der Hebammen im Altkreis Alsfeld auch die sukzessive Verlängerung der Ausbildungszeiten von Hebammen seit Anfang des 19. Jahrhunderts nachvollziehen: 1830 waren es 2,5 Monate, 1911 vier Monate, 1927 ein Jahr, ab 1934 1,5 Jahre. Heute gibt es einen Studiengang Hebammenkunde u.a. an der Hochschule Fulda.

Im untersuchten Zeitraum betrug das Durchschnittsalter bei Abschluss der Ausbildung ca. 25 Jahre, die Anzahl der verheirateten Frauen – meist schon mit Kindern – und unverheirateten Frauen hielt sich dabei die Waage.

Und ein weiteres Ergebnis für die untersuchte Region konnte bestätigt werden: In einigen Städten und Dörfern war der Beruf der Hebamme eine Familientradition und wurde von der Schwiegermutter an die Schwiegertochter weitergegeben, von der Mutter an die Tochter, von der Großmutter an die Enkelin und von Schwester zu Schwester.

Landhebammen gehörten darüber hinaus zu den ersten Frauen auf dem Land, die ab Mitte des 20. Jahrhunderts einen Führerschein hatten bzw. motorisiert unterwegs waren, mit Mofa, Moped, Motorrad und Auto: Sie waren selbstbewusste und mutige Frauen in einer männerdominierten Welt.

Mit dem Beginn einer geordneten Ausbildung ab Anfang des 19. Jahrhunderts nahmen Frauen, die sich zur Hebamme ausbilden lassen wollten, viele Strapazen und Entbehrungen in Kauf. Das Beispiel Elisabeth Bommes sei hier genannt: Als sie ihre Ausbildung in Gießen 1830 begann, gab es noch keine Eisenbahn und keine Autos. Sie musste also wohl mit der Pferdekutsche nach Gießen gefahren sein. Sie war damals schon verheiratet, ob sie Kinder hatte, ist nicht bekannt. Aber sie war mit Sicherheit, wie alle anderen Hebammen nach ihr auch, in einem Wohnheim untergebracht, konnte also zwischendurch nicht nach Hause. Vogelsberger Hebammen, die ab 1934 ihre Ausbildung begannen und zu diesem Zeitpunkt schon verheiratet waren und Kinder hatten, sahen ihre Familie über viele Monate nicht.

Land- und Dorfhebammen waren – und sind es immer noch – ständig in Bereitschaft. Bei Wind und Wetter, jeder Jahres-, Tages- und Nachtzeit standen sie Schwangeren, Gebärenden und Wöchnerinnen sowie den Neugeborenen zur Seite. Ihr Beruf hatte nicht nur schöne Momente, sondern auch bedrückende und traurige, die sie psychisch verarbeiten mussten, vor allem, wenn sie selbst Mütter waren.

Der 5. Mai ist der Internationale Hebammentag. Vielleicht ein Anlass, über die Bedeutung und Wertigkeit dieser Frauen nachzudenken und das, was sie in der Vergangenheit geleistet haben und auch heute noch leisten, zu würdigen.

Kinder außerhalb der NS-„Volksgemeinschaft"

Von Dr. Götz Hartmann

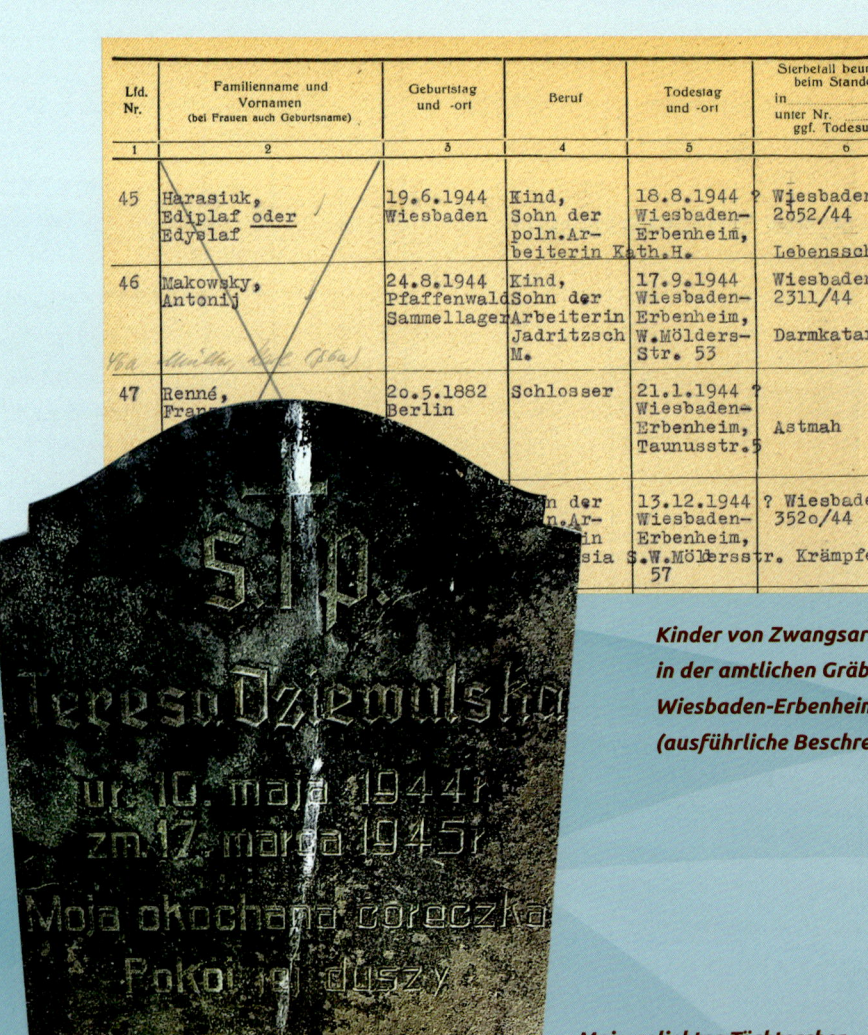

Lfd. Nr.	Familienname und Vornamen (bei Frauen auch Geburtsname)	Geburtstag und -ort	Beruf	Todestag und -ort	Sterbefall beurkundet beim Standesamt in unter Nr. ggf. Todesursache
1	2	3	4	5	6
45	Harasiuk, Ediplaf oder Edyslaf	19.6.1944 Wiesbaden	Kind, Sohn der poln.Arbeiterin Kath.H.	18.8.1944 ? Wiesbaden-Erbenheim,	Wiesbaden 2052/44 Lebensschwäche
46	Makowsky, Antonij	24.8.1944 Pfaffenwald Sammellager	Kind, Sohn der Arbeiterin Jadritzsch M.	17.9.1944 Wiesbaden-Erbenheim, W.Mölders-Str. 53	Wiesbaden 2311/44 Darmkatarrh
46a	Müller, Lili (3ba)				
47	Renné, Franz	2o.5.1882 Berlin	Schlosser	21.1.1944 ? Wiesbaden-Erbenheim, Taunusstr. 5	Astmah
			n der .Arin ssia	13.12.1944 ? Wiesbaden-Erbenheim, S.W.Möldersstr. 57	Wiesbaden 352o/44 Krämpfen

Kinder von Zwangsarbeiterinnen in der amtlichen Gräberliste für Wiesbaden-Erbenheim von 1954 (ausführliche Beschreibung S. 42)

„Mein geliebtes Töchterchen. Friede seiner Seele": Grabstein für Tereza Dziewulska (ausführliche Beschreibung S. 42)

Rassistische Bevölkerungspolitik

Die Mütterfürsorge, die das nationalsozialistische Regime in seiner rassistischen Bevölkerungspolitik betrieb – womit auch eine Aufwertung des Hebammenberufs einherging –, war nur für Deutsche gedacht. Frauen, die nicht zur „Volksgemeinschaft" gezählt wurden, blieb sie vorenthalten. Davon betroffen waren vor allem Zwangsarbeiterinnen aus Osteuropa und ihre Kinder.

Zwangsarbeit in der Kriegswirtschaft

1944 waren im Deutschen Reich mehr als 7,5 Millionen ausländische Arbeitskräfte gemeldet. Nur durch ihren (Zwangs-)Einsatz konnte das NS-Regime seine Wirtschaft im Zweiten Weltkrieg funktionsfähig halten. Ein Drittel aller Beschäftigten in der Metall- und Chemieindustrie, auf Baustellen und im Bergbau waren 1944 Ausländer; in der Landwirtschaft und in reinen Rüstungsbetrieben betrug ihr Anteil 50 Prozent. Allein aus Polen und der Sowjetunion waren 4,5 Millionen „Fremdarbeiter" nach Deutschland verschleppt worden. Über die Hälfte von ihnen waren Frauen. Ihr Durchschnittsalter lag bei 20 Jahren.

Schwangerschaften von Zwangsarbeiterinnen

Bis 1942 wurden Zwangsarbeiterinnen, die in Deutschland schwanger geworden waren, in ihre Heimatländer abgeschoben. Weil der Kriegswirtschaft dadurch Arbeitskräfte verloren gingen, galten ab 1943 neue Vorschriften: Nun sollten die Frauen ihre Kinder austragen und danach an ihren Arbeitsplatz zurückkehren. War der Vater Deutscher, sollte das Kind der Mutter nach der Geburt weggenommen und in einem besonderen Heim als deutsches Kind erzogen werden. Für die Kinder, deren Väter keine Deutschen waren, war vorgesehen, sie in „Ausländerkinder-Pflegestätten" an Unterernährung und mangelnder Pflege sterben zu lassen. Die Bestimmungen galten offiziell für alle Ausländerinnen, wurden jedoch fast nur auf Frauen aus Polen und der Sowjetunion angewandt.

Vor allem in Städten und Industriegebieten wurden solche „Ausländerkinder-Pflegestätten" eingerichtet. Auf dem Land dagegen konnten polnische und sowjetische Zwangsarbeiterinnen ihre Neugeborenen oft bei sich behalten. Schlechte Lebens- und Arbeitsbedingungen und eine mangelhafte medizinische Versorgung führten aber auch dort zu einer hohen Sterblichkeit unter ihren Kindern.

Der Ausstellungsbeitrag „Geboren in ein bedrohtes Leben – Kinder außerhalb der NS-‚Volksgemeinschaft'" wurde vom Landesverband Hessen im Volksbund Deutsche Kriegsgräberfürsorge erarbeitet. Am Beispiel von zwei Einzelschicksalen schildert er die Situation osteuropäischer Frauen, die als Zwangsarbeiterinnen in Deutschland Kinder zur Welt brachten und sie im Säuglings- oder Kleinkindalter wieder verloren. Dargestellt wird außerdem der Umgang deutscher Stellen – in den westlichen Besatzungszonen und der Bundesrepublik – mit den Gräbern dieser Kinder nach 1945. Der letzte Teil des Beitrags erinnert an die

Kinder und Jugendlichen, die als Opfer der NS-„Euthanasie" in sogenannten „Kinderfachabteilungen" ermordet wurden.

Zwangsarbeit in Wiesbaden-Erbenheim

Katarzyna Harasiuk wird 1918 bei Biłgoraj im Süden Polens geboren. Seit 1940 ist sie bei wechselnden privaten Arbeitgebern in Erbenheim, einem dörflichen Vorort von Wiesbaden, als „landwirtschaftliche Arbeiterin" gemeldet.

Entbindung im Krankenhaus

Am 19. Juni 1944 bringt Katarzyna Harasiuk in Wiesbaden einen Sohn zur Welt. Sie ist nicht verheiratet – als Polin im Arbeitseinsatz in Deutschland ist ihr keine Eheschließung erlaubt. Ihrem Kind gibt sie den Namen Edysław.

Das Wiesbadener Arbeitsamt, das Katarzyna Harasiuks Arbeitseinsatz verwaltet, schickt schwangere Zwangsarbeiterinnen

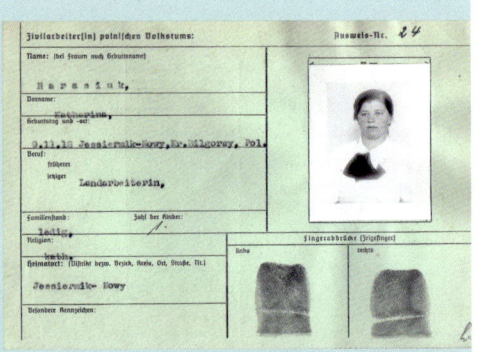

Karteikarte von Katarzyna Harasiuk aus der Wiesbadener „Ostarbeiterkartei" (StadtA WI, Ostarbeiterkartei)
© Stadtarchiv Wiesbaden

zur Entbindung grundsätzlich in das Sammellager Pfaffenwald bei Bad Hersfeld, ein „Hilfskrankenhaus" der „Gauarbeitsämter" Kurhessen und Rhein-Main. Offenbar sind die Kapazitäten in Pfaffenwald jedoch begrenzt. Osteuropäische Zwangsarbeiterinnen in Wiesbaden bringen ihre Kinder daher zum Teil in den Kliniken der Stadt zur Welt – entgegen den reichsweit geltenden Vorschriften. So auch Katarzyna Harasiuk: Ihr Kind wird in den Wiesbadener Städtischen Krankenanstalten geboren. Vielleicht sind deutsche Hebammen-Schülerinnen bei der Geburt anwesend: Im Rahmen ihrer Ausbildung sollen Krankenhausentbindungen von Zwangsarbeiterinnen zu Anschauungszwecken genutzt werden, hat „Reichsführer-SS" Heinrich Himmler angeordnet.

„Grundleiden: Lebensschwäche"

Katarzyna Harasiuks Sohn lebt nur zwei Monate. Seine Mutter stillt ihn, doch das reicht nicht aus. Am 18. August 1944 stirbt er in ihrer Unterkunft. „Todesursache: Krämpfe; Grundleiden: Lebensschwäche", trägt der herbeigerufene Arzt in den Leichenschauschein ein. Das Kind wird auf dem Friedhof von Wiesbaden-Erbenheim begraben.

Geburt im Lager Pfaffenwald

Auch Anastazja Siutyła stammt aus einem Dorf bei Biłgoraj und ist als „landwirtschaftliche Arbeiterin" bei einem privaten Arbeitgeber in Wiesbaden-Erbenheim gemeldet. Sie ist 24 Jahre alt und wie Katarzyna Harasiuk unverheiratet, als sie Anfang 1944 schwanger wird. In ihrem Fall werden die

Vorschriften eingehalten: Zur Entbindung wird sie ins Lager Pfaffenwald gebracht.

Von Pfaffenwald aus werden neue Zwangsarbeiterinnen und Zwangsarbeiter aus Polen und der Sowjetunion an ihre Einsatzorte verteilt. Andere, die in Deutschland krank und arbeitsunfähig geworden sind, werden zunächst hierhin verlegt und später in die Tötungsanstalt Hadamar deportiert, wo sie ermordet werden. Viele schwangere Zwangsarbeiterinnen werden zu Abtreibungen genötigt, noch im sechsten Schwangerschaftsmonat, die ebenfalls in Pfaffenwald vorgenommen werden. Die hygienischen und medizinischen Verhältnisse sind katastrophal. Als „Gebärstation" dient eine Baracke, die Säuglingssterblichkeit ist hoch. Eine russische Frau ist die einzige Hebamme im Lager, an die sich Zeitzeuginnen erinnern können.

Am 18. September 1944 bringt Anastazja Siutyła in Pfaffenwald ihren Sohn Jan zur Welt. Nach der Geburt kehrt sie mit ihm nach Wiesbaden zurück.

„Krämpfe"

Jan Siutyła wird nur wenig älter als das Kind von Katarzyna Harasiuk. Am 13. Dezember 1944 stirbt auch er, ebenfalls in der Unterkunft seiner Mutter. Wieder sind es „Krämpfe", die den Tod des Kindes herbeigeführt haben, vermutet der Arzt. Auch Anastazja Siutyłas Sohn erhält ein Grab auf dem Erbenheimer Friedhof.

Befreiung

Mit dem Einmarsch der US-Armee am 28. März 1945 werden die Zwangsarbeiterinnen und Zwangsarbeiter in Wiesbaden befreit.

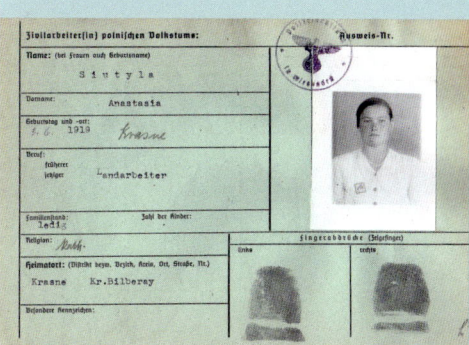

Karteikarte von Anastazja Siutyła aus der Wiesbadener „Ostarbeiterkartei"; die Rubrik „Zahl der Kinder" wurde nicht ausgefüllt. (StadtA WI, Ostarbeiterkartei) © Stadtarchiv Wiesbaden

Anastazja Siutyła heiratet kurz darauf. Ihr Mann kommt wie sie aus dem Süden von Polen und war Zwangsarbeiter in Wiesbaden-Erbenheim. Wie ihr verstorbener Sohn heißt er mit Vornamen Jan; vielleicht war der Junge ihr gemeinsames Kind. Die Spur des Paares verliert sich nach seiner Hochzeit. Ob es nach Polen zurückkehrt oder in ein anderes Land auswandert, lässt sich nicht mehr feststellen.

Katarzyna Harasiuk kehrt nicht in ihre frühere Heimat zurück. Nunmehr „Displaced Person", bleibt sie zunächst in Deutschland. 1946 heiratet sie in Wetzlar einen polnischen Mann, Franciszek S. Während des Krieges war er Zwangsarbeiter in Bad Homburg v. d. Höhe. Gemeinsam gelingt ihnen die Auswanderung in die USA. Noch dreimal wird Katarzyna S. dort Mutter von Söhnen.

Franciszek und Katarzyna S. sind inzwischen verstorben. Ihre Nachkommen leben in Louisville, Kentucky.

Lfd. Nr.	Familienname und Vornamen (bei Frauen auch Geburtsname)	Geburtstag und -ort	Beruf	Todestag und -ort	Sterbefall beurkundet beim Standesamt in ... unter Nr. / ggf. Todesursache
1	2	3	4	5	6
45	Harasiuk, Edysław oder Edysłaf	19.6.1944 Wiesbaden	Kind, Sohn der poln. Arbeiterin Kath. H.	18.8.1944 ? Wiesbaden-Erbenheim,	Wiesbaden 2o52/44 Lebensschwäche
46	Makowsky, Antonij	24.8.1944 Pfaffenwald Sammellager	Kind, Sohn der Arbeiterin Jadritzsch M.	17.9.1944 Wiesbaden-Erbenheim, W.Mölders-Str. 53	Wiesbaden 2311/44 Darmkatarrh
47	Renné, Franz	2o.5.1882 Berlin	Schlosser	21.1.1944 ? Wiesbaden-Erbenheim, Taunusstr.§	Astma?
48	Sintgla, Johann	18.9.1944 Pfaffenwald Sammellager	Sohn der poln. Arbeiterin Anastasia	13.12.1944 ? Wiesbaden-Erbenheim, S.W.Möllerstr. 57	Wiesbaden 352o/44 Krämpfen

Kinder von Zwangsarbeiterinnen in der amtlichen Gräberliste für Wiesbaden-Erbenheim von 1954: Edysław Harasiuk ist in der ersten, Jan Siutyła („Sintgla, Johann") in der letzten Zeile eingetragen. Alle Einträge wurden nachträglich gestrichen (StadtA WI, Best. Wi/3, Nr. 8012). © Stadtarchiv Wiesbaden

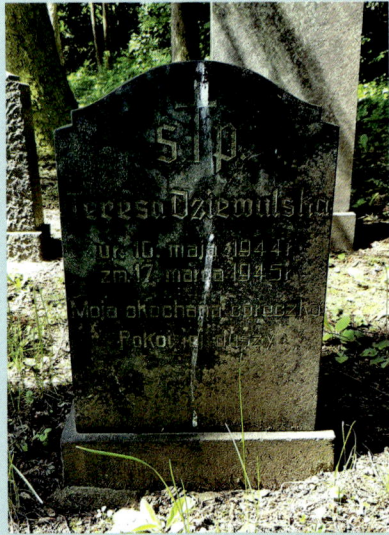

„Mein geliebtes Töchterchen. Friede seiner Seele": Grabstein für Tereza Dziewulska (10.05.1944 – 17.03.1945) auf dem Kriegsgräberteil des Friedhofs Wetzlar-Niedergirmes. © Götz Hartmann/ Volksbund Deutsche Kriegsgräberfürsorge e.V., Landesverband Hessen

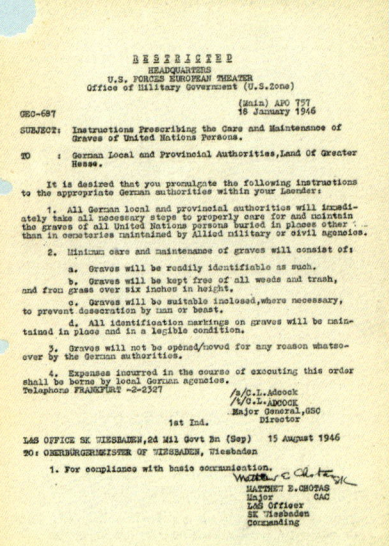

Befehl der US-Militärregierung, die Gräber von Angehörigen der Vereinten Nationen in Deutschland betreffend, Ausfertigung für Wiesbaden, unterzeichnet von Matthew E. Chotas, Major, Civil Administration Committee, Liaison & Security Officer, Stadtkreis Wiesbaden, 15. August 1946

Der Befehl bezieht sich auf die Gräber aller Personen, deren Heimatländer auf alliierter Seite am Zweiten Weltkrieg beteiligt waren. Eine Unterscheidung nach dem Lebensalter der Toten wird nicht getroffen. Den deutschen Behörden ist strikt untersagt, die Gräber zu öffnen oder zu verlegen – ihre Beseitigung ist damit ausgeschlossen (StadtA WI, Best. Wi/3, Nr. 8000).
© Stadtarchiv Wiesbaden

Nach 1945: Das Schicksal der Kindergräber

Wie die Gräber von Jan Siutyła und Edysław Harasiuk in der frühen Nachkriegszeit aussehen, ist nicht überliefert. Aus anderen Gemeinden ist jedoch bekannt, dass Zwangsarbeiterinnen und Zwangsarbeiter nach ihrer Befreiung Grabsteine für ihre verstorbenen Kinder setzen und die Gräber pflegen, solange sie noch in Deutschland leben.

Unter dem Schutz der Militärregierung

Aber auch als Katarzyna Harasiuk und Anastazja Siutyła Deutschland verlassen haben, sind Pflege und Erhaltung der Gräber ihrer Kinder zunächst gewährleistet. Gemäß einem Befehl der US-Militärregierung geht die Verpflichtung hierzu auf die Stadt Wiesbaden über.

Das „Gräbergesetz" von 1952

Die Situation ändert sich mit der Gründung der Bundesrepublik. Der neue westdeutsche Staat legt 1952 fest, wie er mit den Gräbern der Opfer von Krieg und Gewaltherrschaft in Zukunft umgehen will. Das „Gesetz über die Sorge für die Kriegsgräber" („Gräbergesetz") unterscheidet Tote „nach § 1" und „nach § 6":

Tote „nach § 1" sind zunächst die militärischen Toten. Sie haben Anspruch auf ein „Kriegsgrab", das aus öffentlichen Mitteln gepflegt und dauerhaft erhalten wird. Deutschen wie ausländischen Zivilisten, auch den Kindern von Zwangsarbeiterinnen, ge-

steht das Gesetz diesen Anspruch grundsätzlich ebenfalls zu – aber nur, wenn sie durch „unmittelbare Kriegseinwirkung", etwa durch Luftangriffe, getötet wurden. Auf Jan Siutyła und Edysław Harasiuk trifft dies nicht zu.

Unter den Toten „nach § 6" fasst das Gesetz verschiedene Personengruppen zusammen. An erster Stelle stehen die Opfer der NS-Gewaltherrschaft, später folgen die in Deutschland ohne „unmittelbare Kriegseinwirkung" verstorbenen Zwangsarbeiterinnen und Zwangsarbeiter. Anders als den Toten „nach § 1" wird den Toten „nach § 6" die dauernde Erhaltung ihrer Gräber nicht ausdrücklich zugestanden, lediglich die Erstattung der Kosten durch den Bund, wenn die Länder die Grabpflege übernehmen. Eine zukünftige Beseitigung von „§-6-Gräbern" nach Ablauf der Ruhefristen – 30 Jahre für Erwachsene, 15 Jahre für Kinder – ist damit noch nicht endgültig ausgeschlossen.

„Betr.: Kostenerstattung für Kindergräber von Ostarbeitern"

Nach der Verabschiedung des „Gräbergesetzes" kommen in den Friedhofsverwaltungen Fragen auf, wie seine Bestimmungen auszulegen und anzuwenden sind. Eine davon betrifft Kinder von Zwangsarbeiterinnen und Zwangsarbeitern, die ihr Leben wie Jan Siutyła und Edysław Harasiuk nicht durch unmittelbare Kriegseinwirkung verloren haben. Die Ruhefristen ihrer Gräber werden in wenigen Jahren ablaufen. Sollen sie weiterhin aus öffentlichen Mitteln gepflegt werden? Nein, entscheidet 1955 Bundesinnenminister Gerhard Schröder.

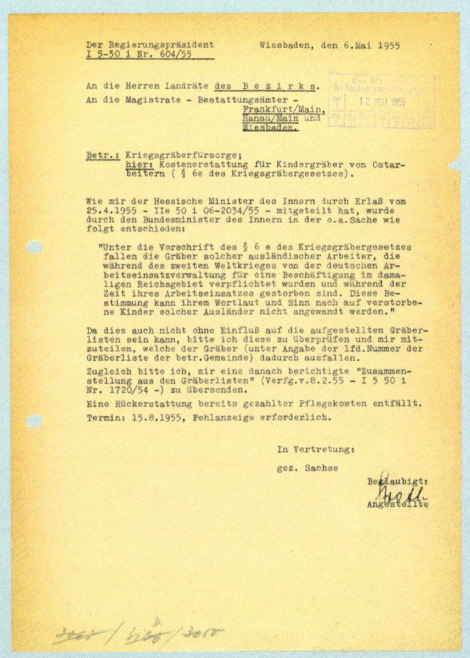

Verfügung des Regierungspräsidenten an die Landräte und Magistrate des Regierungs-bezirks Wiesbaden, 6. Mai 1955: Nach der Entscheidung des Bundesinnenministers, die Bestimmungen des Gräbergesetzes nicht auf die Gräber von Kindern von Zwangsar-beiterinnen und Zwangsarbeitern anzuwen-den, soll deren bisher aus öffentlichen Mit-teln finanzierte Pflege zukünftig entfallen. Kreise und Kommunen werden aufgefordert, die entsprechenden Gräber an das Regie-rungspräsidium zu melden (StadtA WI, Best. Wi/3, Nr. 8000). © Stadtarchiv Wiesbaden

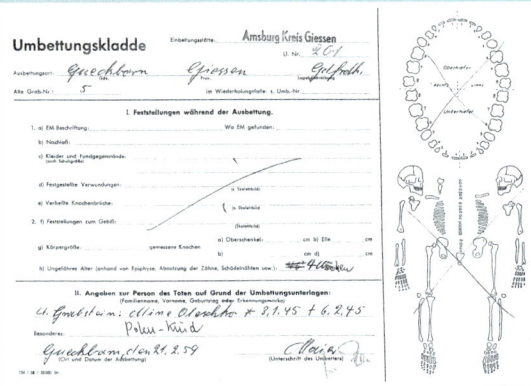

Aus der Dokumentation der Umbettung von „Mine" (Nina) Oleschko, verstorben am 6. Februar 1945 an „Kreislaufschwä-che" in Queckborn, Krs. Gießen, durch den Volksbund Deutsche Kriegsgräber-fürsorge auf die Kriegsgräberstätte Kloster Arnsburg, 21. Februar 1959 © Volksbund Deutsche Kriegsgräber-fürsorge e.V., Landesverband Hessen

Wieweit diese und entsprechende Ver-waltungsvorschriften vor Ort tatsächlich befolgt werden, lässt sich nicht verallgemei-nernd beantworten. Als der Volksbund Deutsche Kriegsgräberfürsorge Ende der 1950er Jahre damit beginnt, die zahlreichen über ganz Hessen verstreuten Kriegsgräber auf Sammelgrabstätten zusammenzufas-sen, finden seine Mitarbeiter noch viele Gräber von Kindern von Zwangsarbeiterin-nen und Zwangsarbeitern an ihren ur-sprünglichen Grablagen vor.

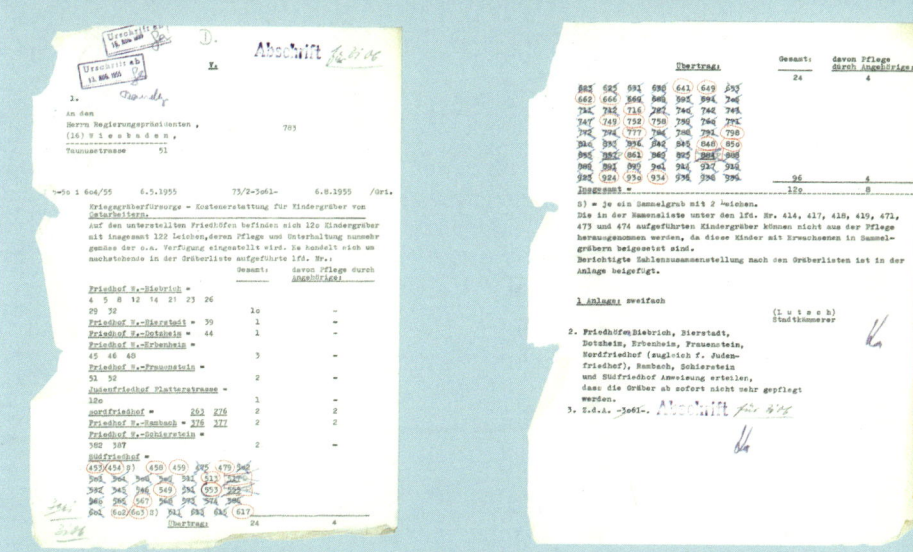

Aufstellung der Wiesbadener Friedhofsverwaltung über Gräber von Kindern von Zwangsarbeiterinnen und Zwangsarbeitern in Wiesbaden, die gemäß der Verfügung des Regierungspräsidenten vom 6. Mai 1955 zukünftig nicht mehr gepflegt und erhalten werden sollen. Die laufenden Nummern 45 und 48 auf dem Friedhof Wiesbaden-Erbenheim (Blatt links) bezeichnen die Gräber von Edysław Harasiuk und Jan Siutyła (StadtA WI, Best. Wi/3, Nr. 8016). © Stadtarchiv Wiesbaden

„Anweisung erteilen, dass die Gräber ab sofort nicht mehr gepflegt werden"

Die Wiesbadener Friedhofsverwaltung setzt die Verfügung von 1955 allerdings um. Die Pflege von 120 Kindergräbern im ganzen Stadtgebiet wird eingestellt.

Umdenken nach 1960

In den 1960er Jahren setzt ein Umdenken ein. Das „Gräbergesetz" wird 1965 neu gefasst; die Unterscheidung von Toten „nach § 1" und „nach § 6" wird aufgehoben. Grabpflege aus öffentlichen Mitteln und das dauerhafte Ruherecht stehen nunmehr allen Opfern von Krieg und Gewaltherrschaft ausdrücklich zu.

Auch das Schicksal der Kinder von Zwangsarbeiterinnen und Zwangsarbeitern wird jetzt anders bewertet. Wo ihre Gräber noch bestehen, sollen sie wieder in die öffentliche Pflege aufgenommen werden.

Für die Gräber von Jan Siutyła und Edysław Harasiuk kommt das Umdenken zu spät. Ihre Pflege ist 1955 eingestellt worden; 1960 sind sie bereits beseitigt. Auf dem Friedhof Wiesbaden-Erbenheim erinnert heute nichts mehr an sie.

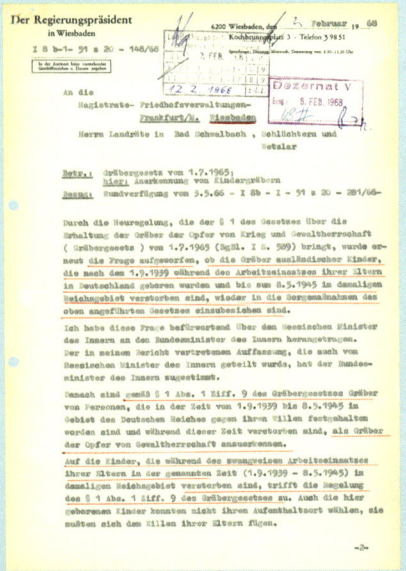

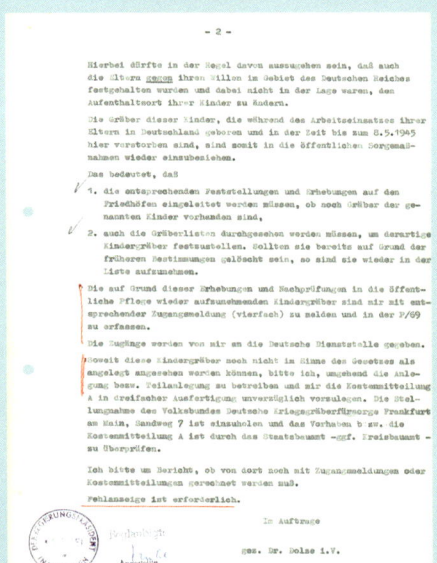

„Die Gräber dieser Kinder, die während des Arbeitseinsatzes ihrer Eltern in Deutschland geboren und in der Zeit bis zum 8.5.1945 hier verstorben sind, sind somit in die öffentlichen Sorgemaßnahmen wieder einzubeziehen": Verfügung des Regierungspräsidenten an Landräte und Magistrate im Regierungsbezirk Wiesbaden, 2. Februar 1968 (StadtA WI, Best. Wi/3, Nr. 8016) © Stadtarchiv Wiesbaden

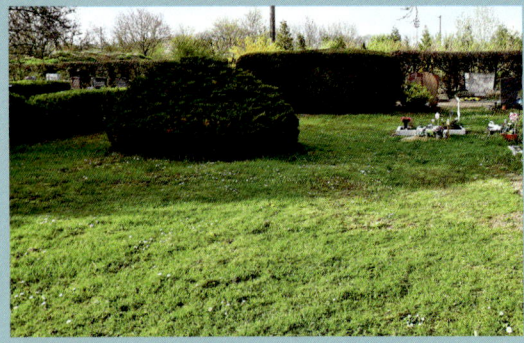

*Die Abteilung A 3 des Friedhofs Wiesbaden-Erbenheim, 2021:
Hier waren Jan Siutyła und Edysław Harasiuk begraben.
© Götz Hartmann/Volksbund Deutsche Kriegsgräberfürsorge e.V., Landesverband Hessen*

Kinder-„Euthanasie"

Nicht nur Ausländerinnen und ihre Kinder sind in der NS-„Volksgemeinschaft" unerwünscht. Gleiches gilt für Kinder deutscher Frauen, wenn sie wegen Krankheit oder Behinderung den Normen der nationalsozialistischen „Rassenhygiene" nicht entsprechen. Auch ihr Leben ist bedroht. Zwischen 1939 und 1945 werden über 5.000 von ihnen durch Ärztinnen, Ärzte und Pflegekräfte ermordet.

Kinder, die mit bestimmten genetischen Defekten und Geburtsfehlern zur Welt kommen, müssen seit 1939 von Hebammen und Ärzten den Gesundheitsämtern gemeldet werden Die Meldebögen werden an den „Reichsausschuss zur wissenschaftlichen Erfassung von erb- und anlagebedingten schweren Leiden" weitergeleitet. Hinter dessen Postfachadresse in Berlin verbirgt sich eine Abteilung der „Kanzlei des Führers" Adolf Hitler. Ärztliche Gutachter des „Reichsausschusses" entscheiden dann, ob die gemeldeten Kinder leben dürfen oder „behandelt" – gemeint ist: getötet – werden sollen.

Ein Tatort: Kalmenhof Idstein

Auf dem Hang unterhalb der Straße „Schöne Aussicht" in Idstein (Rheingau-Taunus-Kreis) werden von 1942 bis Kriegsende mehrere Hundert Opfer der NS-„Euthanasie" – die genaue Zahl ist unbekannt – begraben: Kinder, aber auch Jugendliche und Erwachsene, die in der Idsteiner „Heilerziehungsanstalt" Kalmenhof durch gezielte Vernachlässigung und Medikamente er-

mordet wurden. Zuvor sind die Opfer auf dem städtischen Friedhof – ihre Gräber werden in den 1970er Jahren aufgelöst – und auf dem von den Nationalsozialisten enteigneten jüdischen Friedhof von Idstein begraben worden.

Um Angehörige und Öffentlichkeit zu täuschen, wird das neue Gräberfeld unterhalb der „Schönen Aussicht" zum Schein wie ein gewöhnlicher Anstaltsfriedhof angelegt. Es liegt hinter dem damaligen Kalmenhof-Krankenhaus, das von den Täterinnen und Tätern unter dem Tarnbegriff „Kinderfachabteilung" als Tötungsort missbraucht wird. Die Grabstätten sind mit nummerierten Blechkreuzen gekennzeichnet, damit der Eindruck von Einzelgräbern entsteht. In Wahrheit sind viele Gräber mit mehreren Toten belegt.

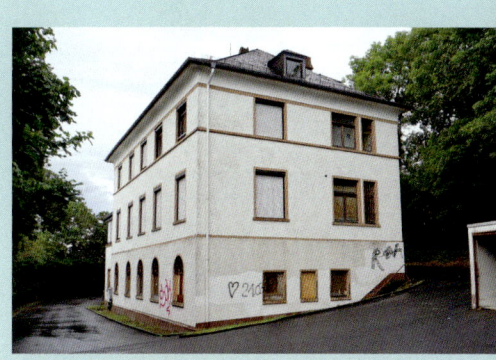

Das ehemalige Kalmenhof-Krankenhaus, leerstehend im Jahr 2021
Für die Zukunft ist eine Nutzung als Gedenkstätte und Bildungsort geplant.
© Götz Hartmann/Volksbund Deutsche Kriegsgräberfürsorge e. V., Landesverband Hessen

Vom „Anstaltsfriedhof" zur Kriegsgräberstätte

Die Kreuze sind um 1950 noch zu sehen. Später werden sie beseitigt. Ein Teil des Geländes verwildert, ein anderer wird durch Baumaßnahmen stark verändert. Die genaue Lage des Friedhofs und seine Ausdehnung geraten in Vergessenheit.

1982 veranlasst der Landeswohlfahrtsverband Hessen, damals Betreiber des Kalmenhofs, auf dem Hang unterhalb der „Schönen Aussicht" eine Probegrabung des Volksbunds Deutsche Kriegsgräberfürsorge, um die Erinnerung eines Zeitzeugen an den Begräbnisplatz zu bestätigen. Dabei werden die Gebeine von zwei Kindern gefunden. Das Areal um ihre Grabstelle wird danach als Kriegsgräberstätte ausgewiesen und gestaltet. Seit 1987 erinnert hier ein Mahnmal an die Ermordeten.

Unklar bleibt seinerzeit, wie groß das Gräberfeld ursprünglich war. Möglicherweise war es größer als die Anlage, die heute als Kriegsgräberstätte sichtbar ist. Erneute Grabungen durch den Volksbund Deutsche Kriegsgräberfürsorge in den Jahren 2020 und 2021 haben jedoch ausgeschlossen, dass sich auf zwei benachbarten Flächen, wo dies vermutet wurde, weitere Gräber befinden.

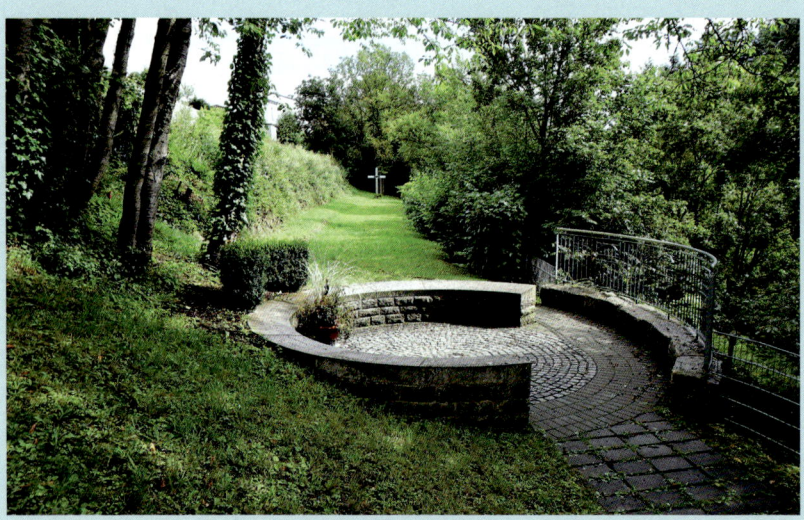

Die Kriegsgräberstätte Kalmenhof, 2021
Im Vordergrund das als offener Kreis gestaltete Mahnmal
© Götz Hartmann/Volksbund Deutsche Kriegsgräberfürsorge e.V.,
Landesverband Hessen

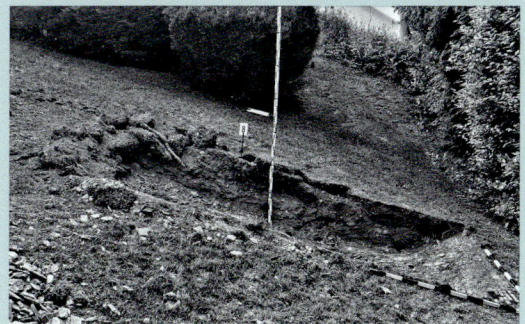

Unregelmäßigkeiten im Boden, die 2020 bei einer Georadar-Untersuchung als mögliche Gräber außerhalb der Kriegsgräberstätte angesprochen wurden, erwiesen sich bei der folgenden Grabung als Strukturen im anstehenden Gestein.
© Viola Krause/Volksbund Deutsche Kriegsgräberfürsorge e. V., Landesverband Hessen

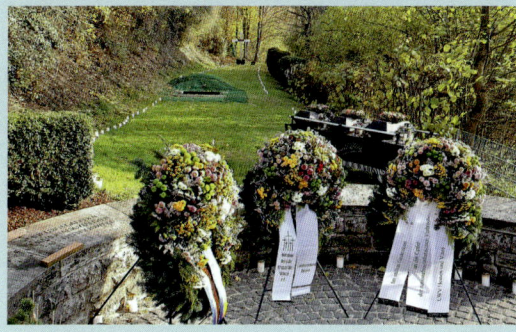

Wiederbeisetzung der drei ermordeten Kinder am Volkstrauertag 2020
© Viola Krause/Volksbund Deutsche Kriegsgräberfürsorge e. V., Landesverband Hessen

Bei der Grabung von 2020 wurden zudem die Gebeine von drei Toten, die in einer schmalen Grube übereinander liegend verscharrt worden waren, zur rechtsmedizinischen Untersuchung exhumiert. Wie sich zeigte, handelte es sich um die sterblichen Überreste von zwei etwa zweijährigen Jungen und einem jugendlichen Mädchen. Am Volkstrauertag 2020 wurden sie auf der Kriegsgräberstätte in würdiger Form an gleicher Stelle erneut beigesetzt.

Der duale Studiengang Hebammenkunde an der Hochschule Fulda

Von Monika Gevers, Anna-Maria Bruhnke, Rebekka Flämig,
Isabella Kaulfuß, Maja Waldmüller, Prof. Dr. Babette Müller-Rockstroh

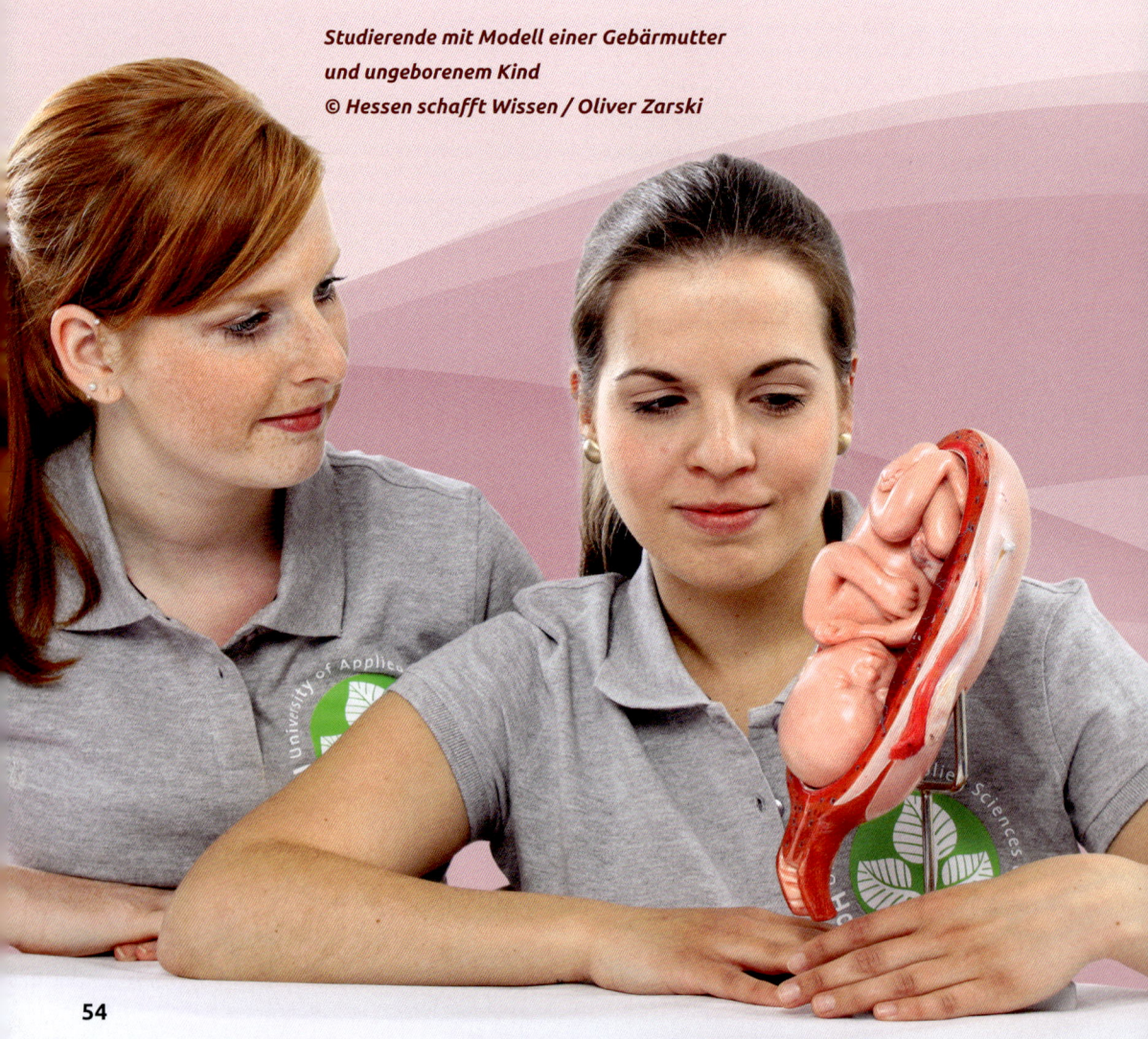

*Studierende mit Modell einer Gebärmutter
und ungeborenem Kind
© Hessen schafft Wissen / Oliver Zarski*

Die Hochschule Fulda

Die Hochschule Fulda wurde 1974 als fünfte staatliche Fachhochschule des Landes Hessen eingerichtet.

Sie ist rasch gewachsen und besteht heute aus acht Fachbereichen mit über 600 Beschäftigten, davon circa 150 Professorinnen und Professoren, und ist für ihre mittlerweile rund 9.000 Studierenden überschaubar geblieben. Die Campushochschule Fulda ist die „Hochschule der kurzen Wege". Studierende können sich hier untereinander gut kennenlernen.

Mit den Fachbereichen Angewandte Informatik, Elektrotechnik und Informationstechnik, Lebensmitteltechnologie, Oecotrophologie, Pflege und Gesundheit, Sozial- und Kulturwissenschaften, Sozialwesen sowie Wirtschaft deckt die Hochschule Fulda ein breites Fächerspektrum ab. Die Hochschule ist regional, national und international verankert. Rund zwölf Prozent der Studierenden kommen aus dem Ausland. Alle Fachbereiche unterhalten Kooperationen zu Partnerhochschulen weltweit.

Die Hochschule pflegt durch die Studierenden, aber auch durch ihre Forschungsprojekte engen Kontakt zu relevanten Institutionen der Stadt und des Landkreises Fulda. Mitten in Deutschland und verkehrsgünstig gelegen bietet die Barockstadt ihren etwa 65.000 Einwohner:innen und den Studierenden reichlich Freizeitmöglichkeiten und letzteren eine gute Studienatmosphäre.

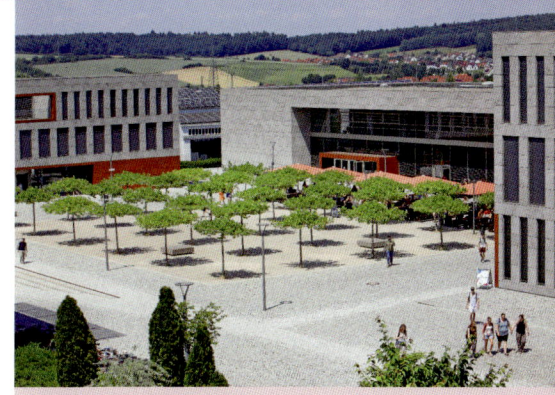

Campus der Hochschule Fulda mit Bibliothek, Mensa und Student Service Center © Hochschule Fulda / Uli Meyer

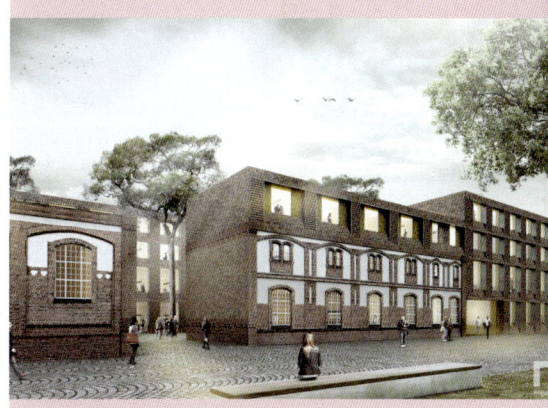

Neuer Lehr- und Lernort Studiengang Hebammenkunde mit Skills- und Simulationslabor © Atelier 30 Architekten GmbH

Pflege und Gesundheit

Der Fachbereich Pflege und Gesundheit wurde 1994 mit dem Ziel der Akademisierung der Gesundheitsberufe gegründet – der erste Studiengang Pflege nahm damals 37 Studierende auf und schloss noch mit dem Diplom ab. Nach der Bologna-Reform erweiterte sich der Fachbereich und bietet heute ein umfassendes Studien- und Forschungsprofil entlang aller Säulen und Handlungsfelder des Gesundheitswesens mit derzeit 13 Studiengängen, darunter zwei bereits laufende Masterstudiengänge (Public Health, Interprofessionelles Gesundheitsmanagment) und einem weiteren Master speziell für die primärqualifizierenden Studiengänge (ab Herbst 2022). 2016 erhielt die forschungsstarke Fachrichtung Public Health das eigenständige Promotionsrecht.

2012 richtete der Fachbereich den dualen Bachelorstudiengang Hebammenkunde als Modellstudiengang ein. Als erster Gesundheitsberuf ist die Hebammenkunde im Jahr 2020 vollständig akademisiert worden, und die Hochschule Fulda bietet seit Herbst 2020 den akkreditierten Bachelorstudiengang nach dem neuen Berufsgesetz an.

Zum Sommersemester 2022 wird der Fachbereich seine neuen Gebäude auf dem Hochschulcampus in der ehemaligen Mühle Heyl beziehen. Dort wird es zukünftig auch großzügig und modern eingerichtete Skills-und Simulations-Labore für die Gesundheits- und Therapieberufe Hebammenkunde, Pflege und Physiotherapie geben.

Hebamme mit international anerkanntem Bachelorabschluss

Einen der ältesten Berufe der Welt zu erlernen – und dies auf wissenschaftlichem Niveau – wird Studierenden der Hochschule Fulda bereits seit 2012 ermöglicht.

Mit dem Ziel eine „reflektierte Praktikerin" auszubilden, legt die Hochschule besonderen Wert auf eine gute Begleitung der Studierenden.

Der duale Studiengang Hebammenkunde an der Hochschule Fulda kann in 7 Semestern absolviert werden. Studierende erwerben dabei 210 ECTS und können damit nach Studienabschluss in die praktische Tätigkeit einsteigen. Daran anschließend oder auch direkt nach dem Bachelorabschluss können sie ein Masterstudium beginnen.

Beim hochschulischen Anteil des Studiums wechseln sich theoretische und fachpraktische Studieninhalte (sogenannter Skills-Unterricht) ab. Etwa ein Drittel der gesamten Studienzeit wird in der Praxis verbracht – sowohl in Kliniken und bei freiberuflich tätigen Hebammen. Während des Studiums erhalten Studierende als sozialversicherungspflichtige Beschäftigte einer Klinik eine Ausbildungsvergütung.

Die Inhalte des dualen, primärqualifizierenden Studiengangs umfassen das gesamte Spektrum originärer Hebammentätigkeit und bieten zudem eine wissenschaftlich fundierte und praxisorientierte Ausbildung auf Hochschulniveau unter Vermittlung der notwendigen Grundfertigkeiten zum Ausüben des Hebammenberufes.

Blended Learning, eine Kombination von Präsenz- und E-Learning-Veranstaltungen, prägt das Studium an der Hochschule. Problembasierte- und selbstgesteuerte Lernmethoden kommen neben traditionellen Methoden des instruktiven Lehrens zum Einsatz. Gelernt wird in Einzelarbeit, im Tandem, in kleinen Gruppen wie auch in der großen Gruppe – mit Texten, Modellen, Filmen...

Die Bibliothek unterstützt mit ihrem umfangreichen Angebot an Fachliteratur, E-Journals und Datenbanken das Studium.

Für den Theorie-Praxis-Transfer besteht ein enger Austausch zwischen der Hochschule und kooperierenden Praxiseinrichtungen. Am Lernort Praxis wird mindestens ein Viertel der Arbeitszeit durch ausgebildete Praxisanleiter:innen begleitet, die zusätzlich durch die Praxis-begleitung der Hochschule unterstützt werden. So kann das Erlernen wichtiger Kompetenzen und die Sicherheit der Durchführung langsam wachsen.

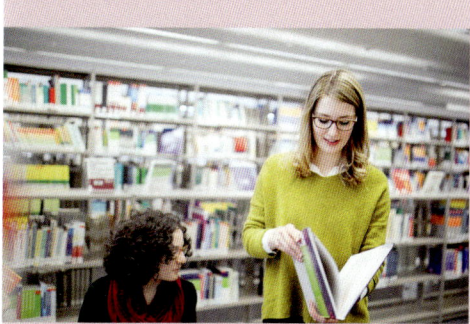

Selbststudium in der Bibliothek
© Hessen schafft Wissen / Oliver Zarski

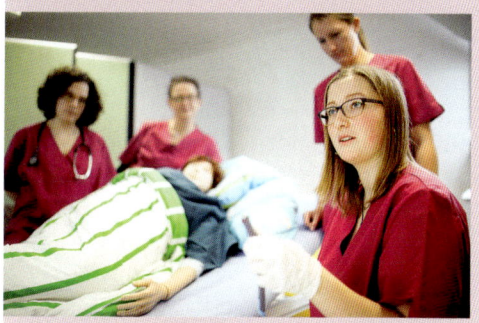

Studierende mit Simulationspuppe –
Praktisches Lernen im Skills-Labor
© Hessen schafft Wissen / Oliver Zarski

Die Hochschulqualifikation sichert die Anpassung an internationale Standards in Ausbildung und Berufsausübung. Das Studium wird mit einem Doppelabschluss beendet, dem Bachelor of Science (B.Sc.) in Hebammenkunde und der Berufszulassung als Hebamme.

Die Hochschule Fulda bietet aktuell 50 Studienplätze und ist zukünftig neben Frankfurt und Gießen der größte Studienstandort, an dem Hebammen in Hessen ausgebildet werden. Ende 2022 ist geplant, die Studienplatzkapazität durch eine Ko-operation mit der Hebammenschule Marburg am Universitätsklinikum Gießen und Marburg (UKGM), Standort Marburg, und der Philipps-Universität Marburg auszuweiten.

Hinweis:
Über den QR-Code gelangen Sie auf den Bereich für Studieninteressierte im Fachbereich Pflege und Gesundheit der Hochschule Fulda.

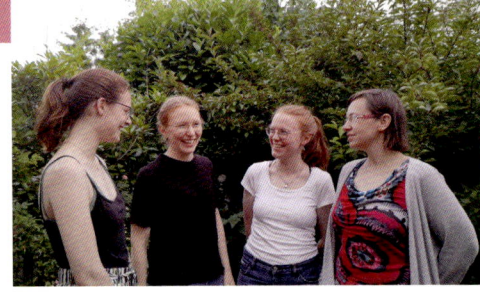

Hebammenstudentinnen der Hochschule Fulda erzählen

Anna-Maria Bruhnke, Rebekka Flämig, Isabella Kaulfuß und Maja Waldmüller berichten von ihren Erfahrungen und Vorstellungen.

Seit 2010 konnte in sogenannten Modellstudiengängen der Beruf Hebamme studiert werden. Im Jahr 2020 wurde die Ausbildung vollständig – mit einer Übergangsregelung für Hebammenschulen – vom Studium abgelöst.

Seit 2012 besteht der Studiengang Hebammenkunde an der Hochschule Fulda. Die dort studierenden werdenden Hebammen erleben das Studium und ihren Beruf auf ganz unterschiedliche Art und Weise.

Werdende Hebammen aus unterschiedlichen Jahrgängen wurden dazu befragt und die Antworten in Word-Clouds zusammengefasst. Vier Hebammenstudentinnen berichten in Videos von ihren ganz persönlichen Erfahrungen und Vorstellungen.

Studierende im selbstständigen Lernprozess zur Förderung und Begleitung aufrechter Geburtspositionen
© Hessen schafft Wissen / Oliver Zarski

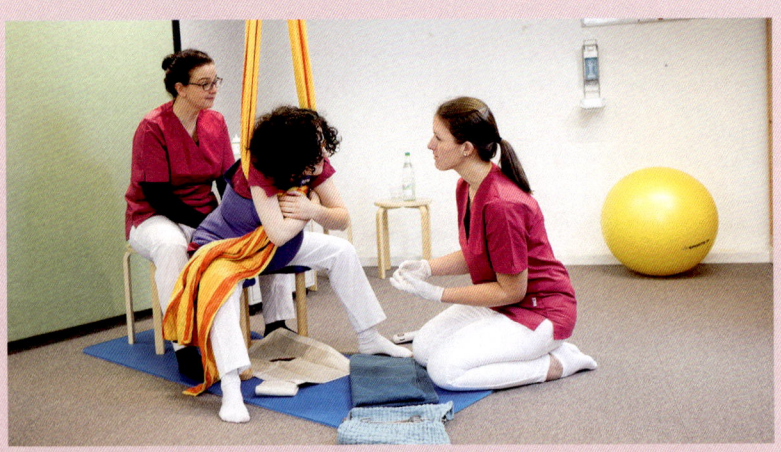

Thema 1: Warum willst du Hebamme werden?

„Hebammen nehmen viele Rollen ein und jede Hebamme kann individuell entscheiden, wie sie ihren Beruf ausüben möchte."

„Das ist der Wahnsinn, das begleiten zu dürfen."

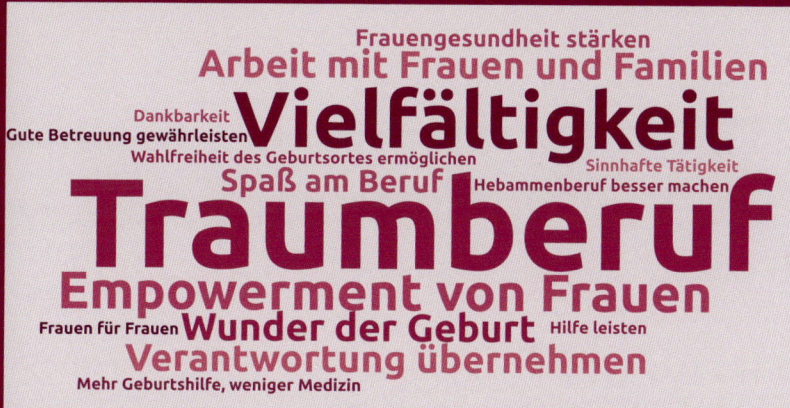

Zum Film

Thema 2: Warum Studium und nicht Ausbildung?

„Die Akademisierung gibt dem Beruf Hebamme eine Stimme und mehr Anerkennung."

„Das evidenzbasierte Arbeiten bringt die jahrhundertealte Expertise und das Handwerk unter einen Hut."

Zum Film

Thema 3: Was macht gute Hebammenarbeit aus?

„Gute Hebammenarbeit bedeutet lebenslanges Lernen und die Bereitschaft, sich weiterzuentwickeln"

„Gute Hebammenarbeit beinhaltet ein Empowerment der Frau."
„Eine Hebamme hat richtiges Handwerkszeug und arbeitet mit allen Sinnen"

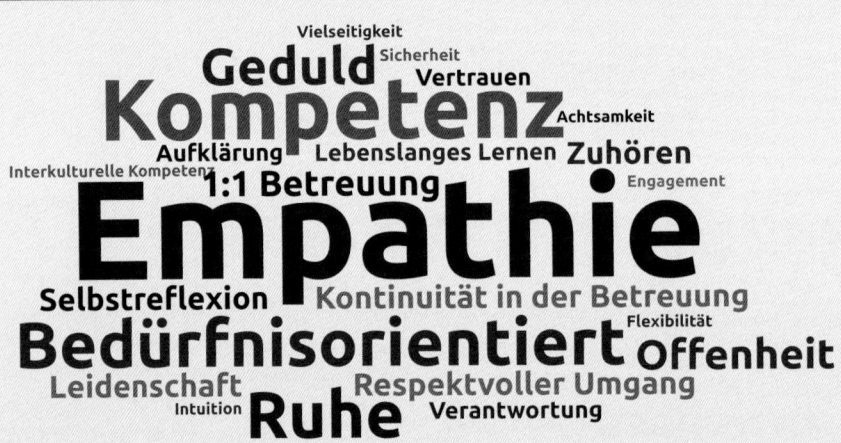

Zum Film

Thema 4: Wie werden wir später arbeiten?

„Ich möchte in einem guten Team arbeiten, das ist total gut für die Frauen."

Zum Film

Ausnahmeerscheinung im Kreißsaal

Von Dr. Marita Metz-Becker

Tobias Richter abeitet als Hebamme am Helios-Klinikum Berlin-Buch.
© Thomas Oberländer, Helios Kliniken

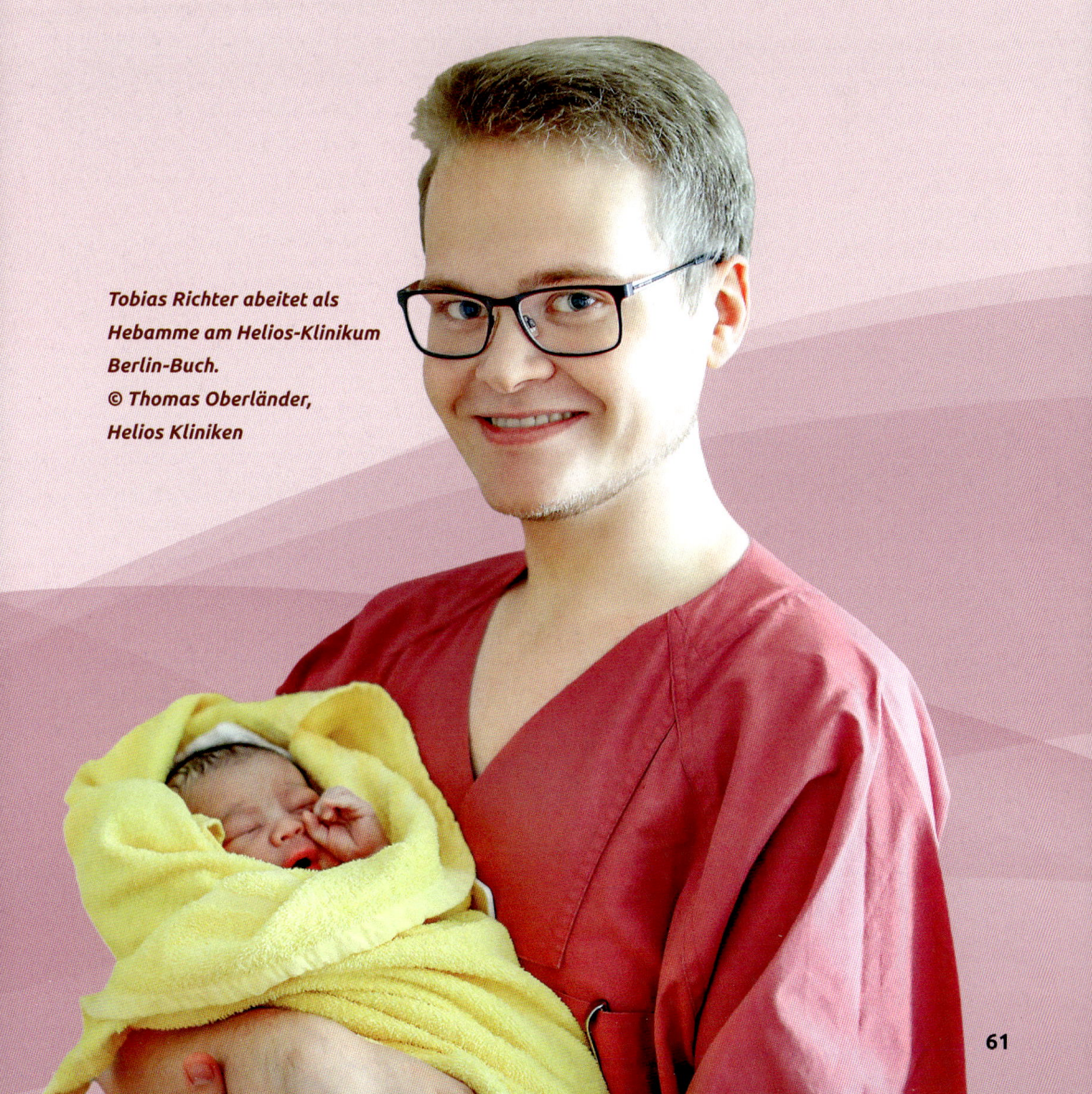

Die Geschichte der Hebammen ist seit der Antike belegt und ihre Tätigkeit wurde bis ins 20. Jahrhundert ausschließlich von Frauen ausgeübt. Das Wort Hebamme leitet sich laut Duden ab vom Althochdeutschen „hev(i)anna, Ahnin/Großmutter, die das Neugeborene aufhebt/hält" und bürgerte sich ein als Berufsbezeichnung für nichtärztliche Personen, die während der Schwangerschaft, der Geburt, während des Wochenbetts und auch noch danach, die Schwangeren oder Wöchnerinnen beraten und betreuen.

„Hebamme" ist die einzige Berufsbezeichnung, zu der keine gesonderte männliche Form gebildet wurde. Es gilt das generische Femininum und kann auch Männer bezeichnen: eine männliche Hebamme.

Seit wann gibt es männliche Hebammen?

In Deutschland hatte man 1985 zunächst die Bezeichnung „Entbindungspfleger" als Maskulinform für die männliche Hebamme eingeführt, was jedoch durch das Gesetz zur Reform der Hebammenausbildung zum 1. Januar 2020 aufgehoben wurde. Die Berufsbezeichnung „Hebamme" gilt jetzt gem. § 3 HebG für alle Berufsangehörigen, ob weiblich, männlich oder divers. Im Gesetzentwurf wurde dies damit begründet, dass der Name Entbindungspfleger irreführend sei. Die Entbindungspflege umfasse nur einen Teil der Hebammentätigkeit. Daher erwecke die männliche Berufsbezeichnung den Eindruck, dass männliche Hebammen ihren weiblichen Kolleginnen nicht gleich-

rangig gegenüber stünden (vgl. Entwurf eines Gesetzes zur Reform der Hebammenausbildung und zur Änderung des Fünften Buches Sozialgesetzbuch Hebammenreformgesetz – HebRefG BT-Drs. 19/10612 vom 4. Juni 2019, S. 41).

Leider gibt es immer noch keine verlässliche Statistik über die genaue Anzahl von männlichen Hebammen in Deutschland. Die Zahlen schwanken zwischen 6 und 30, wohingegen rund 26.000 weibliche Hebammen in Deutschland registriert sind. Trotzdem ist Nachwuchs dringend nötig, denn deutschlandweit fehlt es an Hebammen, sodass manche Kreißsäle geschlossen werden müssen und Frauen keine Vor- und Nachsorgehebammen finden.

Interview mit der Hebamme Tobias Richter

Schon allein vor diesem Hintergrund sei es sinnvoll, so die Hebamme Tobias Richter aus Berlin, auch Männern das Berufsfeld zu öffnen. Er schätzt, dass aktuell ca. 22 Männer in Deutschland als Hebamme arbeiten und macht täglich die Erfahrung, dass er damit eine absolute Ausnahmeerscheinung im Kreißsaal darstellt. Tobias Richter liebt seinen Beruf und ist sich ganz sicher, dass Männer ihn genauso ausüben können wie Frauen, wenn sie die notwendigen Voraussetzungen wie Empathie und Durchhaltevermögen mitbringen.

„Den angehenden Müttern gerecht zu werden, ist die Hauptaufgabe", sagt er und daher sei es egal, ob der Beistand unter der Geburt von einer Frau oder einem Mann geleistet würde. Er hat aber in seinem Arbeits-

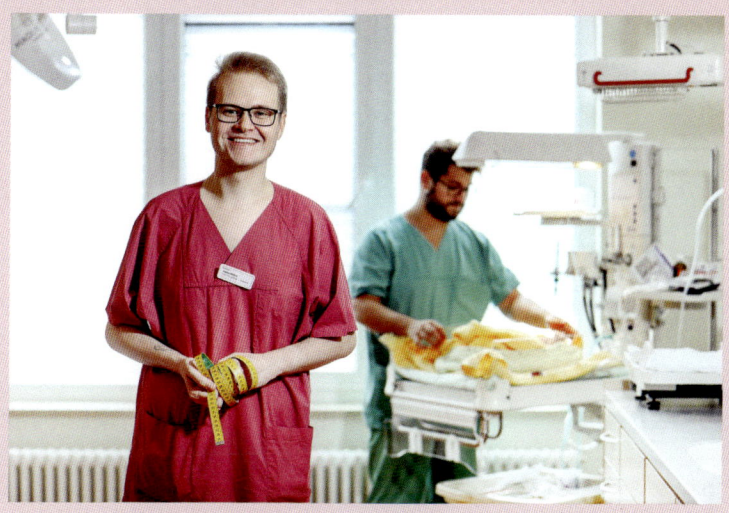

„Den angehenden Müttern gerecht zu werden, ist die Hauptaufgabe"
sagt Tobias Richter
© Thomas Oberländer, Helios Kliniken

alltag auch die Erfahrung gemacht, dass eine Schwangere lieber eine weibliche Hebamme haben wollte, was seiner Meinung nach völlig in Ordnung ist. Andererseits komme dies eher selten vor, denn das Wichtigste sei, „dass die Chemie zwischen Hebamme und Schwangerer stimmt und wenn das gegeben ist, kann ich als Mann der Kreißenden genauso beistehen."

Tobias Richter hat den Beruf durch seine Mutter, eine Hebamme, kennengelernt und war schon als Kind von ihrer Tätigkeit fasziniert. Als Schüler absolvierte er ein Pflegepraktikum im Krankenhaus, später dann, als Jugendlicher, im Kreißsaal, wo er sofort seine Liebe zum Hebammenberuf entdeckte. „Ich bin unheimlich gerne im Kreißsaal", sagt er, er ziehe „jeden Tag aufs Neue Be-

friedigung aus dieser Tätigkeit". Obwohl er mittlerweile auch als Praxisanleiter in der Lehre tätig ist und berufsbegleitend Medizinpädagogik studiert, „sind immer noch das Schönste die Geburten".

Für Tobias Richter stellt sich die Frage nicht, ob hierfür Frauen besser geeignet sein könnten. Er ist der Meinung, dass „es Menschen braucht, die für diesen Beruf brennen" und trotz der Bedingungen, die im deutschen Gesundheitswesen herrschten, Lust hätten, als Hebamme zu arbeiten. Er erlebt, dass Mütter ihm Dankeskarten schicken, mit dem Zusatz, dass sie zunächst überrascht gewesen seien, von einem Mann betreut zu werden, dass sich dies aber überhaupt nicht als Problem herausgestellt habe.

Beruf Hebamme – männlich

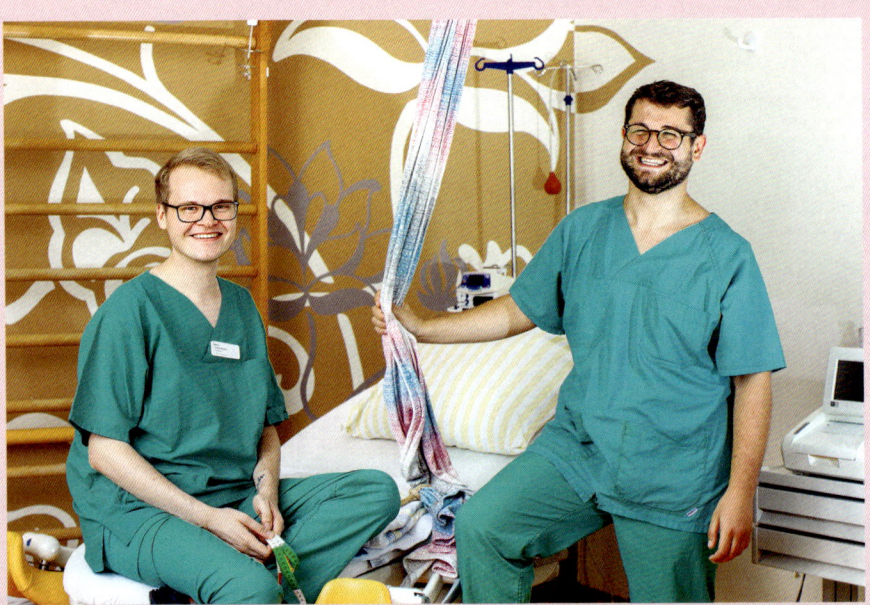

Der Beruf wird mit der Akademisierung interessanter und attraktiver – auch für Männer. Tobias Richter (links) und sein Hebammen-Kollege Raffaele Mirabile am Helios-Klinikum Berlin-Buch. © Thomas Oberländer, Helios

Die männliche Hebamme in der Zukunft

Der Deutsche Hebammenverband geht davon aus, dass der Beruf mit der Akademisierung interessanter und attraktiver wird – auch für Männer. Im europäischen Ausland ist eine männliche Hebamme schon längst keine Ausnahmeerscheinung mehr. Infolge des Hebammenmangels in Deutschland wurden zum Beispiel zahlreiche männliche Hebammen aus Italien rekrutiert.

Barbara Blomeier, Vorsitzende des Landesverbands der Hebammen NRW, beobachtet: „Die Erfahrungen mit männlichen Hebammen sind durchweg positiv." Sie betont aber: „Es muss den Frauen offen stehen, lieber eine weibliche Hebamme haben zu wollen"

(Das Interview mit Tobias Richter wurde am 4. September 2022 geführt).

Literatur
[1] dpa-infocom, dpa:220307-99-416704/5

Achtsame Begleitung rund um die Geburt

Von Dr. Marita Metz-Becker

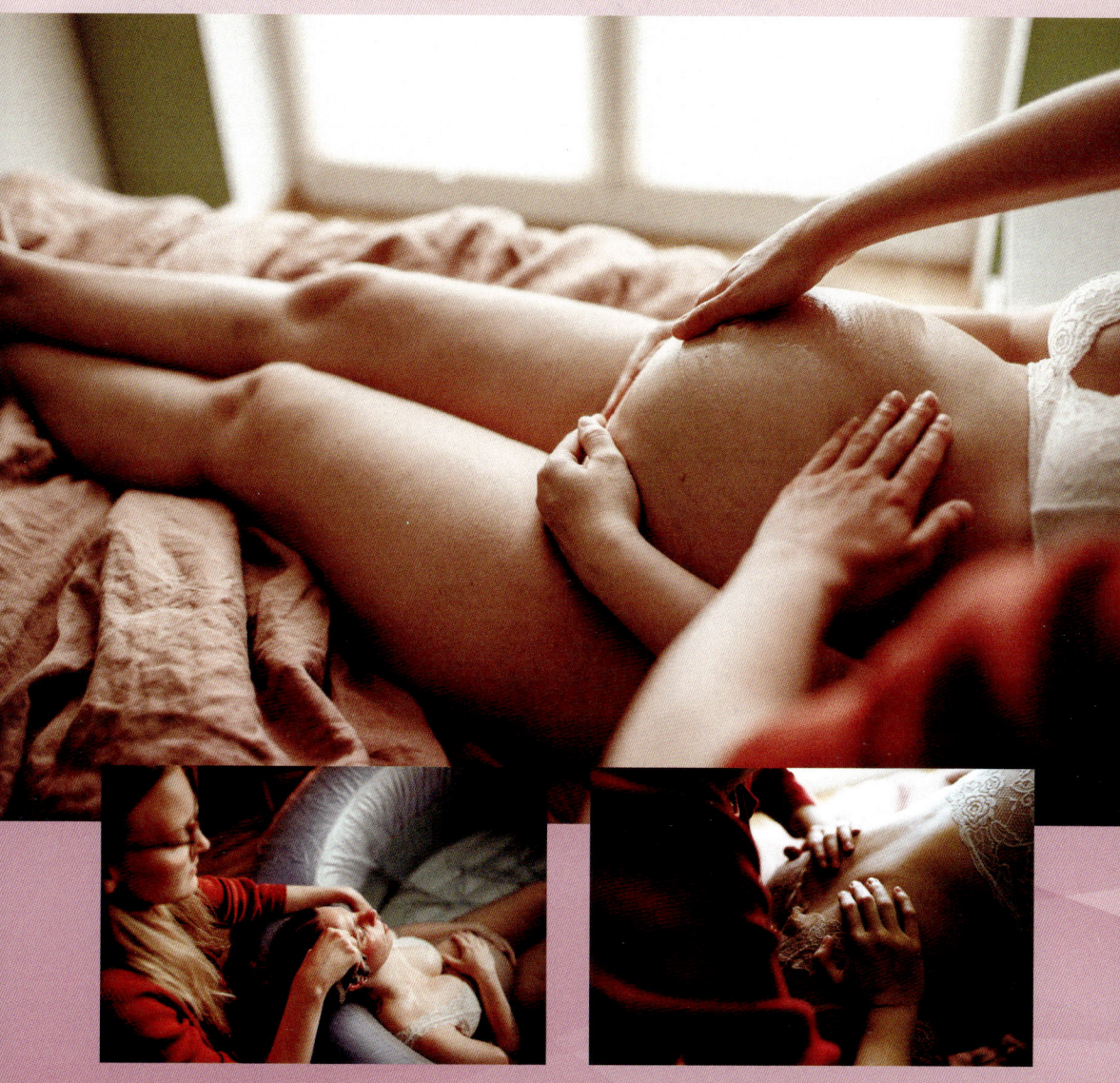

Doula Annemarie Lea bei der Arbeit
Fotos: Kristina Meixner

Doulas – ein neuer Trend?

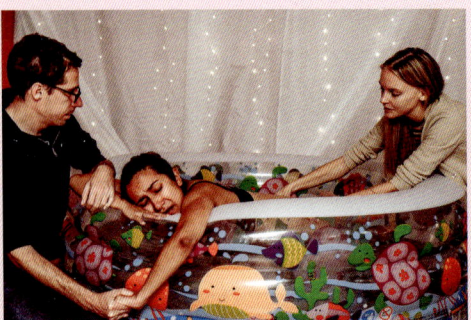

Foto: Ann-Katrin Schneider

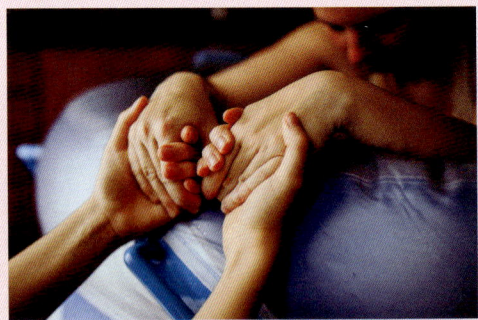

Foto: Kristina Meixner

Studien aus den USA, Kanada, Südafrika, Guatemala und Finnland belegen, dass die hohen medizinischen Interventionsraten bei Krankenhausgeburten deutlich gesenkt werden, wenn die zusätzliche Geburtsunterstützung durch eine Doula (griechisch für „Dienerin") gewährleistet ist (DONA International).

Geprägt wurde der Begriff von dem amerikanischen Forscherteam Kennell/Klaus, die schon in den 1980er Jahren die positive Wirkung von Doulabegleitung auf die Zufriedenheit von Frauen mit ihrem Geburtserlebnis nachweisen konnten.

Was macht eine Doula?

Doulas verstehen sich als Schwangerschafts-, Geburts- und Wochenbettbegleiterinnen. Sie kümmern sich vor, unter und nach der Geburt eines Kindes um die Frau und unterstützen sie psychisch und physisch. Eine Doula bleibt während der gesamten Geburt an der Seite der werdenden Mutter. Sie agiert als emotionale Stütze und Mittlerin zwischen der Gebärenden und der Hebamme bzw. dem Entbindungsteam. Damit kann sie die Eins-zu-Eins-Begleitung gewährleisten, die auch die Hebammen und ihre Verbände dringend einfordern, die aber im derzeitigen Klinikalltag nicht umgesetzt wird.

Doulas übernehmen keine medizinischen Aufgaben und konkurrieren nicht mit Hebammen und Ärzteschaft, sondern arbeiten ergänzend, um der Frau eine selbstbestimmte und möglichst stress- und interventionsfreie Geburtserfahrung zu ermöglichen.

Im Englischen spricht man auch von „mothering the mother" – also die „Mutter bemuttern". Das Wort Doula kommt aus dem Altgriechischen und bedeutet „Dienerin der Frau". Auf seiner Homepage spricht der Verein „Doulas in Deutschland e.V." von etwa 300 Doulas hierzulande, während es weltweit ca. 12.000 in mehr als 50 Ländern sind (DONA International).

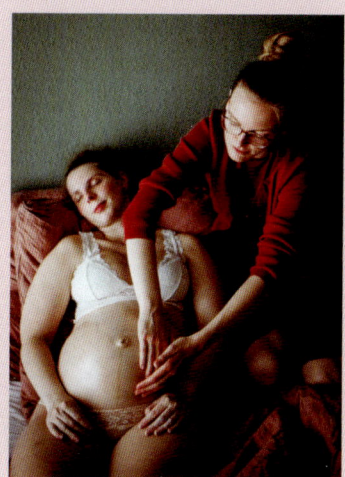

Annemarie Lea, die „Dienerin der Frau",
unterstützt die Gebärende sowohl emotional
als auch praktisch.

Foto: Kristina Meixner

Annemarie Lea –
Doula in Frankfurt

Wie die im Frankfurter Raum tätige Doula
Annemarie Lea im Gespräch erläutert, ist
sie als Doula einzig und allein für die
Schwangere da – sie unterstützt sie sowohl
emotional als auch praktisch. Dabei lässt sie
sich nicht von ihren eigenen Ideologien und
Glaubenssätzen leiten, sondern dient allein
der Frau und ihren spezifischen individuel-
len Bedürfnissen.

Annemarie Lea macht als ausgebildete
Geburtsfotografin auf Wunsch der Frau
auch Bilder, „um den Zauber der Geburt
festzuhalten".

Ihre neunmonatige Ausbildung hat die
23-Jährige im „Center For Doulas Path-
ways" in Berlin absolviert. Es gibt unterschiedliche Institutionen in Deutschland,
an denen Doulas sich qualifizieren können.

Sie arbeiten alle auf privater Basis, so dass
auch auf Annemarie Lea ca. 3000 Euro Aus-
bildungskosten zukamen. Der Beistand einer Doula wird ebenfalls privat vergütet
und gilt nicht als Krankenkassenleistung.

Wie hoch ihr Honorar ausfällt, bestimmt
die Doula selbst; Annemarie Lea vereinbart
in der Regel einen Betrag über 1.500 Euro
mit der Schwangeren, der zwei bis drei Tref-
fen, Rufbereitschaft ab drei Wochen vor
dem errechneten Geburtstermin, Geburtsbegleitung und einen Wochenbettbesuch
beinhaltet. Wenn gewünscht, kann auch
Ratenzahlung vereinbart werden.

Annemarie Lea sieht in der Geburt einen
„Schwellenprozess", eine „Transformati-
on", die nicht individuell vollzogen werden
kann, sondern eine spezielle Begleitung erfordert. Diese wird aus ihrer Sicht vom medizinischen und pflegerischen Personal in
der alltäglichen Arbeitsroutine nicht hinrei-
chend wahrgenommen. Ihre Rolle in der
Klinik und speziell im Verhältnis zu den
Hebammen und der Ärzteschaft sieht sie als
konstruktiv, da sie im Kreißsaal „ja der Heb-

amme nichts wegnehme". Ganz im Gegenteil: Sie als Doula, die nicht zum klinischen Setting gehöre, könne eine zusätzliche Expertise einbringen. Ihr sei „es möglich, Ideen, Überlegungen und weiterführende Optionen in den Raum zu stellen, die sich häufig als hilfreich erwiesen, im stressigen Klinikablauf aber sonst keine Beachtung gefunden hätten".

Annemarie Leas Zielgruppe sind Frauen, die sich eine natürliche Geburt wünschen und diese mit dem Beistand einer Doula erleben möchten. Vor diesem Hintergrund kann sie selbst auf ein sehr gutes Geburtsergebnis verweisen: Bei den von ihr begleiteten 50 Geburten wurde nur zweimal eine PDA gelegt, alle anderen verliefen natürlich und interventionsfrei. Annemarie Lea betont jedoch, dass dies nicht allein ihre Leistung, sondern natürlich auch die der Gebärenden selbst und des ganzen begleitenden Teams sei. Ferner legt sie Wert darauf, dass eine Doula grundsätzlich alle Arten von Geburten begleite, auch einen geplanten Kaiserschnitt.

„Die Mutter bemuttern" – eine Selbstverständlichkeit?

Das Phänomen der Doula macht auf gesellschaftliche, politische und wirtschaftliche Veränderungen aufmerksam, die sich historisch weit zurückverfolgen lassen. So war es beispielsweise in der Frühen Neuzeit stets üblich, dass außer der geschworenen Hebamme immer auch weitere Helferinnen aus Familie und Nachbarschaft der jungen Mutter beistanden und ihr unter der Geburt und im Wochenbett Hilfe leisteten. Gemeinsam begleiteten sie die Übergangsriten bei der Verankerung in die neue soziale Identität, die sie und die wachsende Familie vollziehen musste.

Erst mit der Individualisierung der Lebensführung in der Moderne und der Auslagerung der Geburt in die Klinik im 20. Jahrhundert kamen die begleitenden Hilfsangebote mit ihren Bräuchen und Ritualen zum Erliegen und die jungen Familien fühlen sich seitdem weitgehend alleingelassen.

Vor diesem Hintergrund spricht die zunehmende Inanspruchnahme einer Doula oder Mütterpflegerin ihre eigene beredte Sprache, zeigt sie doch, wie hoch der Betreuungsbedarf auf dem Sektor Geburt und Geburtshilfe im Grunde ist. „Die Mutter zu bemuttern" ist in diesem Kontext als eine gesamtgesellschaftliche Aufgabe von hoher Relevanz zu betrachten.

(Das Interview mit Annemarie Lea wurde am 5. Oktober 2022 geführt)

Literatur:
Marshall H. Klaus, John H. Kennell, Phyllis H. Klaus: Doula, der neue Weg der Geburtsbegleitung. Mosaik Verlag, München 1995

Interessenvertretung für Hebammen in Hessen

Von Martina Klenk

Der Landesverband der Hessischen Hebammen e.V. ist einer der 16 Mitgliedsverbände des Deutschen Hebammenverbandes e.V. und hat derzeit 1428 Mitglieder (Stand 31.3.2021), davon 156 Hebammen in Ausbildung.

Er vertritt die Interessen aller Hebammen auf Landesebene. In ihm sind angestellte und freiberufliche Hebammen, Lehrerinnen für Hebammenwesen, Hebammenwissenschaftlerinnen, Hebammen in den Frühen Hilfen, hebammengeleitete Einrichtungen sowie Hebammenschülerinnen und Studierende vertreten. Über die berufliche Interessenvertretung hinaus ist eine gute medizinische und psychosoziale Betreuung der Frauen und Kinder vom Beginn der Schwangerschaft bis zum Ende der Stillzeit das zentrale Anliegen des Landesverbandes der Hessischen Hebammen e.V..

Der Verband sieht sich den Werten der Toleranz und Offenheit verpflichtet. Unser Ethik-Kodex basiert auf der Anerkennung der Würde eines jeden Menschen.

Wir setzen uns für das Selbstbestimmungsrecht aller Frauen ein. Wir respektieren und achten das Recht der Frauen auf sexuelle und reproduktive Selbstbestimmung und verstehen uns als Bündnispartner:innen. Vielfältige Frauenrollen und Familienmodelle, vollständige Chancengleichheit und Gleichberechtigung, eine multikulturelle, vielfältige Gesellschaft, Menschenrechte, dazu soziale Teilhabe und Gerechtigkeit sowie Demokratie und Mitbestimmung sind für uns wichtige Pfeiler des gesellschaftlichen Zusammenlebens.

Dem Landesverband der Hessischen Hebammen e.V. sind 23 Kreise untergliedert, deren Anliegen durch je zwei Kreissprecherinnen vertreten werden.

Der Vorstand des Landesverbandes der Hessischen Hebammen e.V. besteht aus der 1. Vorsitzenden, der 2. Vorsitzenden, der Schriftführerin und der Schatzmeisterin, sowie der Fortbildungsbeauftragten. Zum erweiterten Vorstand gehören die Expertinnen für Stillen und Ernährung, für Hebammenarbeit in den Frühen Hilfen und für Qualitätsmanagement.

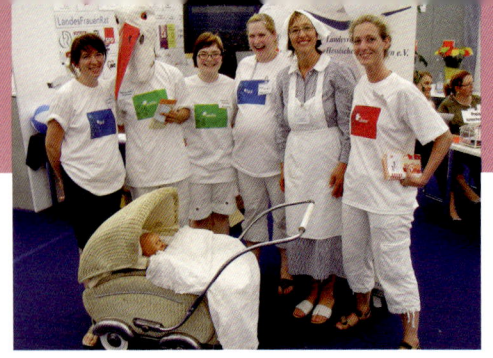

Aktion beim Hessentag 2007 in Butzbach
© Susanne Otte-Seybold

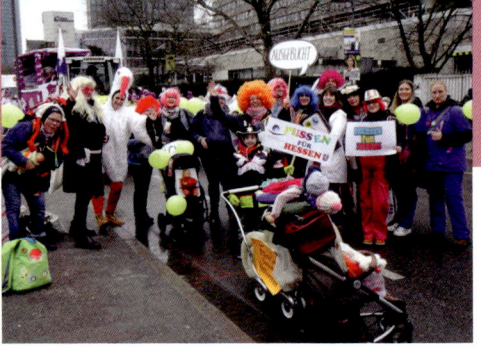

Teilnahme am Faschingsumzug in Frankfurt unter dem Motto „Pressen für Hessen" 2018
© Susanne Otte-Seybold

Aufgaben und Ziele

- Förderung der beruflichen und wirtschaftlichen Interessen der Hebammen
- Vertretung der Hebammeninteressen gegenüber Landes- und Kommunalpolitik, Wirtschaft, Gewerkschaften, sowie gegenüber anderen Berufs- und Standesorganisationen
- Repräsentation der Hebammeninteressen in der gesellschaftlichen Öffentlichkeit
- Pressearbeit in allen Formaten
- Beratung und Begleitung der fachhochschulischen Hebammenausbildung
- Mitwirkung bei Gesetzesänderungen auf Landesebene, die die Themen Reproduktion, Frauengesundheit und das Leben mit Kindern betreffen
- Fort- und Weiterbildungen auf Landesebene
- Beratung und Unterstützung der Mitglieder in allen Bereichen der Hebammenarbeit
- Regelmäßige Information aller Mitglieder über aktuelle Themen per Rundmails, Newsletter und über die Homepage
- Unterstützung der Kreisverbände
- Austausch und Vernetzung mit anderen frauenorientierten Verbänden und Organisationen
- Zweimal jährliche Ausrichtung einer Landesdelegiertentagung
- Alle drei Jahre Ausrichtung einer Landestagung

Die Landesdelegiertentagung setzt sich zusammen aus den Kreissprecherinnen, dem erweiterten Vorstand und je zwei werdenden Hebammen der fünf hessischen Hebammenschulen sowie der Hochschule Fulda.

Hebammenschulen bilden noch wenige Jahre befristet in Kassel, Gießen, Marburg, Wiesbaden und Frankfurt aus. An der Hochschule Fulda kann seit 2012 im Fach Hebammenkunde der Bachelor of Science erworben werden. Aktuell werden an der Technischen Hochschule Mittelhessen und der University of Applied Science in Frankfurt/M. weitere Studienstandorte für Hebammen eingerichtet. Das zum 1.1.2020 in Kraft getretene Hebammenreformgesetz sieht die ausschließlich hochschulische Ausbildung für die Hebammen vor. Diese Maßnahme war lange überfällig, führt den Beruf aus der Bildungssackgasse und ermöglicht es den Hebammen, eigene Forschungsfragen zu stellen.

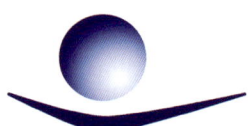

Landesverband der
Hessischen Hebammen e.V.

Ein einzigartiges Projekt in Zeiten von Hebammenmangel

Von Saskia Veit-Prang

Versorgungssituation

Der deutschlandweite Mangel an Hebammen wurde auch in Wiesbaden spätestens durch den stetigen Anstieg der Geburtenzahlen in den letzten Jahren dramatisch. Da die wenigen Hebammen, die eine Wochenbettbetreuung anbieten, sehr frühzeitig über Monate ausgebucht sind, bleiben viele Frauen und Paare auf ihrer Suche nach einer solchen Betreuung erfolglos. Mindestens 40% der frisch entbundenen Mütter bleiben für die Wochenbettbetreuung unversorgt.

Nicht nur für die unversorgten Frauen und Paare ist dies belastend, sondern auch für die Wiesbadener Hebammen, die sich einer ständigen Nachfrage bei nicht vorhandenen zusätzlichen Kapazitäten ausgesetzt fühlen. Vor diesem Hintergrund startete im Jahr 2014 die Kampagne „Rettet die Wiesbadener Hebammen".

Netzwerk

Es gründete sich ein Netzwerk aus Hebammen, der Kommunalen Frauenbeauftragten, dem Frauengesundheitszentrum Sirona e.V. und Vertreterinnen des Runden Tisches Frauengesundheit, die Lösungen suchten, die Situation zu verbessern und eine bessere Versorgung für Wiesbaden sicherzustellen.

Parallel gelang es, Betroffene zu mobilisieren und Unterstützerinnen und Unterstützer zu gewinnen.

Mittels einer über dieses Netzwerk initiierten Postkartenaktion erreichten das Rathaus Wiesbaden über tausend eingereichte Rückmeldungen von schwangeren oder frisch entbundenen Wiesbadenerinnen, Familien und Vätern, die davon berichteten, wie wichtig ihnen eine Hebammenversorgung ist, welche Erfahrungen sie auf der Suche nach einer Nachsorgebetreuung machten und welche Belastung das für sie ist.

Infomaterialien der Hebammenservicestelle

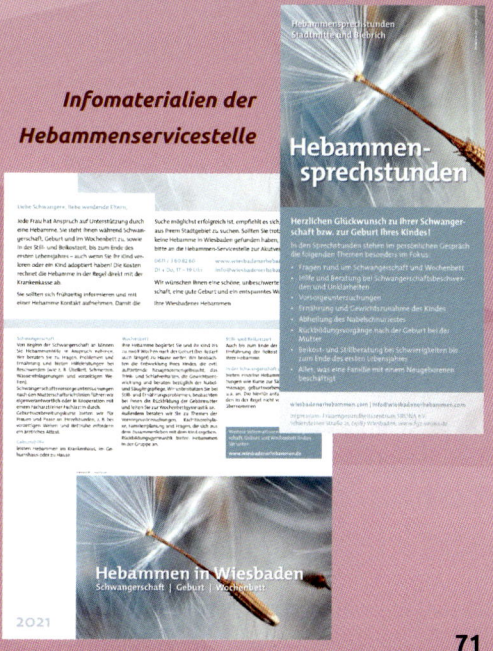

Hebammenservicestelle in Wiesbaden

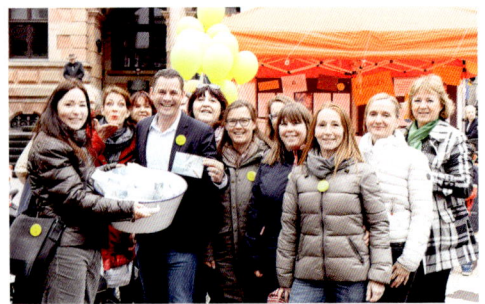

Protestaktion mit Erfolg

Im Rahmen des Internationalen Hebammentages am 04.05.2019 fand eine große Aktion vor dem Rathaus statt und ein Korb voller Postkarten wurde von der Kommunalen Frauenbeauftragten Saskia Veit-Prang an Oberbürgermeister Sven Gerich übergeben.

Zeitgleich wurde im Wiesbadener Stadtparlament das erarbeitete Konzept für eine Hebammenservicestelle vorgestellt und um Finanzierung geworben.

Am 01.01.2020 nahm die Hebammenservicestelle offiziell ihre Arbeit auf nach einer 15-monatigen erfolgreichen Testphase. Ziel ist sowohl die bessere Versorgung von Frauen im Wochenbett wie auch die Unterstützung der Hebammen.

Hebammenservicestelle

Frauen, die schwanger sind, erhalten auf der Webseite der Hebammenservicestelle eine ständig aktualisierte Übersicht der Wiesbadener freiberuflichen Hebammen und deren Leistungen (Schwangerenberatung, Schwangerenvorsorge, Geburtsvorbereitung, Wochenbettbetreuung und Rückbildungsgymnastik). Der Vorteil für die schwangere Frau besteht darin, dass sie sich nicht die einzelnen Hebammen mit Angebot selbst heraussuchen muss, sondern auf der Webseite eine Übersicht findet.

Sollte die schwangere Frau trotz eigener Suche keine Hebamme in Wiesbaden finden, so kann sie sich an die Servicestelle wenden, die die Frau auf Wunsch vormerkt und in der Akutsituation kurzfristig, für die ersten Wochen nach der Entbindung, Hebammen und Hausbesuche vermittelt.

Die Servicestelle ist rund um die Uhr per E-Mail und Anrufbeantworter erreichbar und bietet an zwei Wochentagen feste Telefonzeiten für persönliche Gespräche an.

Bisher wurden alle akuten Anfragen für eine Wochenbettbetreuung durch eine Hebamme erfüllt. Keine Frau blieb unversorgt. Die Hebammenservicestelle in Wiesbaden stellt mit ihrem Angebot in der aktuellen Mangelsituation ein Novum und ein Best Practice Beispiel deutschlandweit dar. Verantwortlich für die Konzeption, Projektleitung und die Projektsteuerung sowie für die Finanzierung ist die Wiesbadener Kommunale Frauenbeauftragte Saskia Veit-Prang.